Dieta Antinfiammatoria e Nutrizione Sportiva

Guida al Successo per l'Atleta Moderno

Di

Daniele Bellini

Sommario

Capitolo 1: Fondamenti della Dieta Antinfiammatoria

Il concetto di "**dieta antinfiammatoria**" non è semplicemente una moda o un elenco restrittivo di alimenti da evitare. Piuttosto, è un approccio olistico all'alimentazione che mira a ridurre l'infiammazione cronica nel corpo, una condizione sottostante che è stata collegata a una miriade di problemi di salute, comprese le malattie cardiache, il diabete e l'artrite, oltre a influenzare direttamente le prestazioni atletiche.

La dieta antinfiammatoria pone l'accento sul consumo di cibi interi, non trasformati, ricchi di nutrienti che lavorano in sinergia per ridurre i processi infiammatori. Gli alimenti che sono i pilastri di questo regime includono verdure a foglia verde, frutta ricca di antiossidanti, grassi sani provenienti da fonti come l'olio d'oliva extra vergine e i pesci grassi, e proteine di alta qualità, preferibilmente da fonti magre e non trasformate.

In aggiunta, la dieta antinfiammatoria incoraggia il consumo di cereali integrali e legumi, riconoscendo il loro ruolo nel fornire fibra dietetica essenziale, che supporta la salute digestiva e modula la risposta glicemica. Noci, semi e spezie non sono solo gustosi aggiuntivi ma portano con sé composti bioattivi che possono contribuire ulteriormente all'abbattimento dell'infiammazione.

Un principio fondamentale è quello di limitare o eliminare gli alimenti che possono promuovere l'infiammazione. Questi includono, ma non sono limitati a, cibi ad alto contenuto di zuccheri aggiunti, grassi trans, carni lavorate e cibi fritti. Inoltre, il consumo moderato di alcol e la riduzione dell'esposizione ad additivi alimentari e conservanti sono considerati parte integrante di un approccio antinfiammatorio.

Un altro aspetto chiave è l'equilibrio tra Omega-3 e Omega-6 acidi grassi. Mentre entrambi sono essenziali, una dieta moderna tende a essere pesantemente sbilanciata verso l'assunzione di Omega-6, che può promuovere l'infiammazione. Pertanto, enfatizzare fonti di Omega-3, come i pesci grassi, il lino e le noci, è cruciale per ristabilire questo equilibrio e supportare un ambiente meno infiammatorio.

La dieta antinfiammatoria non è solo una lista di cibi da mangiare e da evitare; è anche un approccio al modo in cui si mangia. Si incentiva il mangiare consapevole, ascoltando il proprio corpo e le sue reazioni a diversi alimenti, e l'adattamento della dieta alle esigenze individuali. Questo può significare riconoscere e modificare le proprie abitudini alimentari per accogliere i principi antinfiammatori, come mangiare in un ambiente rilassato per favorire la digestione e l'assorbimento ottimale dei nutrienti.

In conclusione, l'adozione di una dieta antinfiammatoria richiede un cambiamento di prospettiva: da vedere il cibo semplicemente come una fonte di piacere o energia, a vederlo come un medicinale, un elemento chiave per mantenere il corpo in uno stato di salute ottimale e per potenziare le prestazioni fisiche. La transizione a questo tipo di alimentazione non solo può ridurre l'infiammazione e promuovere la salute generale ma può avere un impatto diretto e misurabile sulle prestazioni atletiche e sul recupero.

Nel contesto sportivo, l'infiammazione è una risposta naturale del corpo a danni ai tessuti, come quelli subiti durante l'allenamento intensivo. È un processo essenziale per la riparazione e il recupero muscolare; tuttavia, quando l'infiammazione persiste al di là della guarigione iniziale, diventa cronica e può avere effetti deleteri sulle prestazioni atletiche.

Gli atleti sono particolarmente suscettibili all'infiammazione cronica a causa dello stress ripetuto imposto al loro corpo. Questa condizione cronica può portare a una serie di conseguenze negative, tra cui un recupero più lento, una ridotta capacità di allenamento, un aumento del rischio di infortuni e una diminuzione della funzione immunitaria. Inoltre, l'infiammazione cronica può influenzare negativamente il metabolismo energetico, compromettendo la capacità di un atleta di mantenere livelli di energia elevati e sostenibili durante l'allenamento e la competizione.

Il dolore e la rigidità articolare sono altri segnali comuni di infiammazione cronica che possono ostacolare la mobilità e la flessibilità, elementi chiave per le prestazioni ottimali in molte discipline sportive. L'infiammazione può anche influenzare negativamente la salute mentale, riducendo la concentrazione e la motivazione, che sono essenziali per l'allenamento e la competizione.

Affrontare l'infiammazione attraverso l'alimentazione può quindi essere una strategia vitale per migliorare le prestazioni. Alimenti antinfiammatori possono aiutare a ridurre la severità e la durata della risposta infiammatoria, consentendo un recupero più rapido ed efficiente. Questo non solo migliora la capacità di allenamento consecutivo ma anche la qualità delle sessioni di allenamento.

L'adozione di una dieta antinfiammatoria può anche aiutare a ridurre il grasso corporeo, particolarmente il grasso viscerale, che è noto per la sua attività pro-infiammatoria. Riducendo il grasso corporeo, gli atleti possono migliorare la loro composizione corporea, che è spesso associata a prestazioni migliorate.

Per ottenere i benefici antinfiammatori di una dieta ben bilanciata, è importante che gli atleti integrino alimenti antinfiammatori quotidianamente. Ciò significa non solo mangiare una o due volte a settimana cibi ricchi di antiossidanti o Omega-3, ma assicurarsi che ogni pasto contribuisca a ridurre l'infiammazione sistemica. La coerenza è la chiave.

Un altro aspetto fondamentale è la gestione dello stress ossidativo. L'esercizio fisico, soprattutto ad alta intensità, può aumentare la produzione di radicali liberi, che a loro volta possono causare danni a livello cellulare e contribuire all'infiammazione. Una dieta ricca di antiossidanti può aiutare a neutralizzare questi radicali liberi, proteggendo i tessuti dallo stress ossidativo e promuovendo una migliore recupero e performance.

Abbracciare una dieta antinfiammatoria significa incorporare alimenti che sono noti per i loro effetti benefici nel ridurre l'infiammazione. Questi alimenti sono ricchi di nutrienti specifici che hanno dimostrato di combattere l'infiammazione a livello cellulare e sistemico.

Gli **acidi grassi** Omega-3, presenti in abbondanza in pesci come salmone, sardine e acciughe, sono celebri per le loro proprietà antinfiammatorie. Gli Omega-3 sono precursori di composti chiamati resolvine e proteine, che aiutano a risolvere l'infiammazione e hanno un ruolo cruciale nella riparazione dei tessuti. L'inclusione regolare di questi pesci nella dieta, o la supplementazione con olio di pesce di alta qualità, può quindi fornire un sostegno antinfiammatorio significativo.

Gli alimenti ricchi di **polifenoli**, come le bacche, il tè verde e il cioccolato fondente, offrono una potente difesa antiossidante. I polifenoli possono modulare l'infiammazione riducendo lo stress ossidativo e influenzando favorevolmente i percorsi infiammatori. Una tazza di tè verde al giorno o una piccola porzione di cioccolato fondente può integrare altre fonti di polifenoli nella dieta.

Un altro gruppo di alimenti antinfiammatori sono quelli ricchi di vitamine antiossidanti, come la **vitamina C** e **la vitamina E**. Gli agrumi, i peperoni e le verdure a foglia verde scuro sono eccellenti fonti di vitamina C, mentre i semi di girasole, le mandorle e gli spinaci sono ricchi di vitamina E. Queste vitamine lavorano sinergicamente per rafforzare il sistema immunitario e proteggere il corpo dall'infiammazione.

I **fitonutrienti**, presenti in tutte le piante commestibili, svolgono un ruolo essenziale nella difesa delle piante contro lo stress e le malattie e possono fare lo stesso per gli esseri umani. Alimenti come l'aglio, la cipolla e i pomodori sono noti per i loro alti livelli di fitonutrienti come l'allicina e il licopene, che hanno proprietà antinfiammatorie.

Le **fibre** sono un altro componente importante di una dieta antinfiammatoria. Non solo promuovono una digestione sana e regolare, ma le fibre alimentari possono anche favorire la crescita di batteri benefici nell'intestino, che possono produrre sostanze chimiche per combattere l'infiammazione. Fonti di fibre come i legumi, l'avena integrale e le verdure a radice dovrebbero essere una presenza regolare nei pasti.

Inoltre, le **spezie** hanno un posto di rilievo in una dieta antinfiammatoria. Curcuma, zenzero, cannella e peperoncino sono solo alcuni esempi di spezie che possono ridurre l'infiammazione. La curcuma, in particolare, contiene curcumina, un composto che ha ricevuto molta attenzione per la sua potente attività antinfiammatoria e può essere particolarmente utile quando consumata con una fonte di grasso per aumentarne l'assorbimento.

Per massimizzare l'efficacia di una dieta antinfiammatoria, è importante non solo concentrarsi su singoli alimenti, ma anche sull'interazione sinergica tra diversi nutrienti e cibi. L'adozione di un approccio olistico, che include una varietà di questi alimenti antinfiammatori, può aiutare a garantire che si ottengano una gamma completa di nutrienti necessari per combattere l'infiammazione.

Questo approccio integrato alla nutrizione antinfiammatoria prepara il terreno per esplorare più a fondo il meccanismo attraverso il quale gli alimenti esercitano i loro effetti benefici. Il prossimo passo nel nostro viaggio attraverso la dieta antinfiammatoria è comprendere la scienza che sta dietro gli effetti antinfiammatori di questi alimenti.

Esplorare la dimensione biochimica degli alimenti antinfiammatori ci permette di capire come specifici composti influenzano le vie metaboliche e cellulari che guidano l'infiammazione. Questo livello di analisi si rivela fondamentale per ottimizzare l'efficacia della dieta antinfiammatoria, permettendo di personalizzarla secondo le esigenze metaboliche individuali.

All'interno del corpo, le vie infiammatorie sono regolate da una complessa rete di segnali biochimici. Ad esempio, i fattori di trascrizione come il fattore nucleare kappa B (NF-κB) giocano un ruolo cruciale nell'induzione dell'infiammazione. Composti presenti negli alimenti antinfiammatori, come la curcumina nella curcuma, possono inibire l'attivazione di NF-κB, riducendo così l'espressione di geni pro-infiammatori.

Le citochine pro-infiammatorie, come il fattore di necrosi tumorale alfa (TNF-α) e le interleuchine (IL-1β, IL-6), sono mediatori critici dell'infiammazione. Gli acidi grassi Omega-3 si sono dimostrati efficaci nel modulare l'attività di queste citochine. Attraverso la loro conversione in molecole risolutive come le resolvine, contribuiscono a spegnere la cascata infiammatoria.

Il ruolo degli antiossidanti va oltre la neutralizzazione dei radicali liberi. Essi partecipano anche alla modulazione dell'attività enzimatica. Gli enzimi come la ciclossigenasi e la lipossigenasi sono coinvolti nella produzione di eicosanoidi, composti lipidici che possono promuovere o risolvere l'infiammazione. Vitamine come la C e la E possono influenzare l'attività di questi enzimi, favorendo la produzione di eicosanoidi antinfiammatori.

Al di là dei singoli nutrienti, il pattern dietetico generale ha un impatto significativo. Dieta mediterranea e altre diete simili che enfatizzano il consumo di frutta, verdura, grassi salutari e proteine di alta qualità, mostrano consistenti benefici in termini di riduzione dei marcatori dell'infiammazione. Questi schemi alimentari spesso includono una varietà di cibi ricchi di composti antinfiammatori, lavorando insieme per esercitare effetti benefici sulla salute.

Le fibre, in particolare quelle solubili, hanno un effetto diretto sull'ambiente intestinale, che è strettamente legato all'infiammazione sistemica. Favoriscono la crescita di un microbiota intestinale salutare, che a sua volta produce acidi grassi a catena corta con proprietà antinfiammatorie, come l'acetato, il propionato e il butirrato. Questi metaboliti possono migliorare l'integrità della barriera intestinale e ridurre il passaggio di sostanze pro-infiammatorie nel circolo sanguigno.

Infine, è importante riconoscere che l'infiammazione non è semplicemente un nemico da eliminare, ma una parte cruciale dei meccanismi di difesa e riparazione del corpo. Quindi, piuttosto che sopprimere completamente l'infiammazione, l'obiettivo della nutrizione antinfiammatoria è moderarla e ottimizzarla, permettendo al corpo di rispondere in modo adeguato agli stimoli infiam-

matori senza scivolare in uno stato di infiammazione cronica.

La comprensione di questi meccanismi molecolari e cellulari è il fondamento su cui costruire un piano alimentare antinfiammatorio efficace. Questo ci porta naturalmente verso la fase successiva, che è la transizione da teoria a pratica: l'adozione di un regime antinfiammatorio nel contesto della vita quotidiana. Il modo in cui iniziamo questo percorso, come integrare questi principi nella routine quotidiana e quali sono i primi passi pratici da intraprendere.

L'integrazione di un regime alimentare antinfiammatorio nella vita quotidiana richiede un approccio strutturato, focalizzato su scelte sostenibili e realistiche. La trasformazione inizia con piccoli passi, adattandosi gradualmente per formare nuove abitudini alimentari.

Il primo passo è la consapevolezza, sia della propria attuale dieta sia dei cambiamenti desiderati. L'autoanalisi delle abitudini alimentari può rivelare tendenze pro-infiammatorie, come un alto consumo di cibi lavorati o zuccherati, che possono essere sostituiti con alternative più salutari. L'introduzione di un diario alimentare può essere uno strumento efficace per monitorare l'assunzione di cibo e per pianificare i cambiamenti.

La pianificazione è un aspetto cruciale. Iniziare con un piano settimanale che integra alimenti antinfiammatori può aiutare a rendere la transizione più gestibile. Questo può includere la preparazione dei pasti in anticipo, l'acquisto di alimenti integrali e non lavorati e l'impiego di metodi di cottura che preservano i nutrienti, come la cottura a vapore o il salto in padella.

L'equilibrio è fondamentale. Non si tratta di eliminare interi gruppi alimentari, ma di trovare l'equilibrio giusto per il proprio corpo. Questo può significare, ad esempio, equilibrare l'assunzione di proteine, carboidrati e grassi in ogni pasto, assicurandosi che siano di alta qualità e ricchi di nutrienti antinfiammatori.

L'istruzione è un altro elemento importante. Imparare a leggere le etichette degli alimenti e a comprendere i termini come "grassi trans", "zuccheri aggiunti" o "cereali raffinati" può aiutare a fare scelte più consapevoli. Avere una comprensione di base di come i diversi alimenti e nutrienti influenzano il corpo permetterà di fare scelte più informate.

La gradualità dell'approccio è essenziale per il successo a lungo termine. Invece di cambiare l'intera dieta in una volta, può essere più efficace introdurre cambiamenti uno alla volta. Ad esempio, si potrebbe iniziare integrando più verdure a foglia verde nei pasti, poi gradualmente aumentare l'assunzione di Omega-3 aggiungendo pesci grassi o semi di lino alla dieta.

La sostenibilità è la chiave per mantenere i cambiamenti a lungo termine. Le scelte alimentari devono adattarsi al proprio stile di vita, preferenze e capacità culinarie. Se si viaggia spesso o si mangia fuori, si possono scegliere opzioni antinfiammatorie come insalate ricche, piatti a base di pesce o pasti con un'abbondanza di verdure.

Infine, il supporto può fare una grande differenza. Che si tratti di amici, familiari o una comunità online, avere un sistema di supporto può fornire motivazione e incoraggiamento. Inoltre, la consultazione con un professionista della nutrizione può fornire consigli personalizzati e assistenza nell'attuare i cambiamenti.

Questi primi passi creano le fondamenta su cui costruire un regime alimentare efficace che non solo combatta l'infiammazione ma sostenga anche un benessere complessivo e una migliore qualità della vita. L'adozione di tali abitudini sarà un processo continuo, che evolve con le esigenze individuali e con le nuove conoscenze che emergono dalla scienza della nutrizione.

Capitolo 2: Nutrizione Sportiva per il Massimo delle Prestazioni

L'alimentazione è il carburante su cui si basa ogni atleta per allenarsi, competere e recuperare. Una nutrizione ottimale è fondamentale per massimizzare le prestazioni atletiche, poiché fornisce il sostegno energetico e i materiali necessari per la riparazione e la crescita dei tessuti.

Il metabolismo energetico durante l'attività fisica dipende in gran parte dalla disponibilità e dall'uso efficace dei **macronutrienti** (carboidrati, proteine e grassi). Questi macronutrienti hanno ruoli specifici e complementari nel fornire energia immediata e sostenuta, nel sostenere la sintesi proteica muscolare e nel mantenere le funzioni cellulari ottimali durante l'esercizio prolungato.

I **carboidrati** sono la fonte di energia più rapida e efficiente per gli atleti, particolarmente per quelli impegnati in attività ad alta intensità. La loro assunzione adeguata è cruciale per il mantenimento dei livelli di glicogeno muscolare e epatico, che sono i depositi di energia prontamente utilizzabili dall'organismo. Una volta che questi depositi vengono esauriti, la prestazione può diminuire significativamente.

Le **proteine** hanno un ruolo fondamentale non solo nel recupero e nella riparazione del tessuto muscolare, ma anche nel sostenere il sistema immunitario e nel funzionamento delle molecole che trasportano l'ossigeno nel sangue. Una quantità sufficiente di proteine di alta qualità nella dieta garantisce che gli atleti possano riparare e costruire il tessuto muscolare danneggiato, un aspetto essenziale per il recupero dopo l'esercizio e per la prevenzione degli infortuni.

I **grassi** sono altrettanto importanti, soprattutto per gli atleti di resistenza. Essi forniscono una fonte concentrata di energia per esercizi di lunga durata e sono vitali per l'assorbimento delle vitamine liposolubili e la produzione di ormoni. L'assunzione di grassi di qualità, particolarmente quelli ricchi di acidi grassi essenziali, supporta anche la salute delle membrane cellulari e la funzione neurologica.

Oltre ai macronutrienti, i **micronutrienti** (vitamine e minerali), hanno ruoli critici nella produzione di energia, nella sintesi delle proteine, nella contrazione muscolare, nell'ossigenazione dei tessuti e nella protezione contro i danni ossidativi. Una dieta equilibrata che includa una vasta gamma di alimenti può garantire un adeguato apporto di micronutrienti essenziali per le prestazioni ottimali.

La **corretta idratazione** è un altro aspetto vitale che si intreccia con la nutrizione per influenzare le prestazioni. L'acqua è essenziale per il trasporto dei nutrienti, la regolazione della temperatura corporea e come lubrificante per le articolazioni. La disidratazione, anche lieve, può compromettere la funzione cognitiva e fisica, portando a un declino della prestazione atletica.

La relazione tra nutrizione e prestazione atletica è quindi multifattoriale e complessa. Ogni atleta dovrebbe mirare a un approccio nutrizionale personalizzato che supporti i loro specifici obiettivi, tipo di allenamento e richieste energetiche. Capire come i diversi nutrienti influenzano il corpo e le prestazioni è il primo passo per costruire un piano alimentare strategico che sostenga il successo atletico.

Nel mondo dello sport, non esiste una formula unica per tutti quando si tratta di nutrizione. Gli atleti hanno bisogno di strategie alimentari che rispondano alle loro necessità metaboliche specifiche, che variano in base alla disciplina sportiva, al volume e all'intensità dell'allenamento, e agli obiettivi individuali.

Adattamento Metabolico: Gli atleti possono allenare il proprio metabolismo ad utilizzare più efficacemente i grassi o i carboidrati come fonte di energia, a seconda delle loro discipline. Per esempio, un corridore di Ultra-Marathon potrebbe beneficiare di un regime alimentare che aumenti la capacità del corpo di ossidare i grassi, riducendo così la dipendenza dai carboidrati e migliorando la gestione delle riserve energetiche durante gare di lunga durata.

Periodizzazione Nutrizionale: La periodizzazione della nutrizione implica l'adattamento dell'assunzione di macronutrienti alle fasi di allenamento specifiche. Durante le fasi di alto volume, potrebbe essere richiesto un incremento dell'assunzione di carboidrati, mentre nelle fasi di recupero o di allenamento di forza, l'accento può spostarsi sulle proteine per aiutare nella riparazione e nella crescita muscolare.

Composizione Corporea: Gli atleti spesso cercano di ottimizzare la composizione corporea per migliorare le prestazioni. Questo può includere l'incremento della massa muscolare magra o la riduzione del grasso corporeo, o entrambi. L'equilibrio e la qualità dei macronutrienti devono essere attentamente gestiti per supportare questi obiettivi senza compromettere l'energia e la vitalità.

Assunzione di Qualità: Invece di focalizzarsi solo sulla quantità, è essenziale considerare la qualità dei macronutrienti. Proteine complete, carboidrati a basso indice glicemico e grassi insaturi dovrebbero costituire la maggior parte dell'apporto nutrizionale. Questo assicura che gli atleti ricevano tutti gli aminoacidi essenziali, un rilascio di energia costante e un supporto per le funzioni cellulari e ormonali.

Adattabilità e Monitoraggio: L'adattabilità e il monitoraggio costante sono vitali. Gli atleti e i loro allenatori dovrebbero essere pronti a adattare la dieta in risposta ai feedback del corpo, ai risultati delle prestazioni e agli eventuali esami biochimici che possono indicare carenze o esigenze nutrizionali specifiche.

La tempistica e la composizione dei pasti sono aspetti fondamentali nella nutrizione sportiva che possono avere un impatto diretto sulle prestazioni atletiche e sul recupero. Una pianificazione accurata può aiutare gli atleti a sfruttare al meglio il potenziale dei macronutrienti per migliorare l'energia, la resistenza e la ricostruzione del tessuto muscolare.

Pre-Allenamento: La preparazione per una sessione di allenamento inizia con l'assunzione di pasti ben bilanciati che enfatizzano i carboidrati a basso indice glicemico per un rilascio di energia duraturo. Un'adeguata idratazione e una moderata assunzione di proteine completano la nutrizione pre-allenamento, fornendo gli aminoacidi necessari per prevenire la degradazione muscolare. È importante evitare cibi pesanti o ad alto contenuto di fibre poco prima dell'esercizio fisico per minimizzare il disagio gastrointestinale.

Durante l'Allenamento: Per gli allenamenti prolungati o le competizioni, mantenere i livelli energetici è cruciale. Bevande sportive, gel energetici o frutta possono fornire una fonte di carboidrati di rapida digestione per sostenere l'attività continua e prevenire l'esaurimento del glicogeno muscolare.

Post-Allenamento: La finestra immediatamente successiva all'allenamento è un momento critico per il recupero. Un pasto o uno spuntino ricchi di carboidrati aiuta a rifornire le riserve di glicogeno, mentre le proteine supportano la riparazione e la crescita muscolare. La tempistica è fondamentale; idealmente, questi nutrienti dovrebbero essere consumati entro 30-60 minuti dopo l'allenamento per massimizzare il recupero.

Equilibrio dei Macronutrienti: Mentre i carboidrati e le proteine sono i principali protagonisti nel recupero, un adeguato apporto di grassi è anche importante, sebbene in quantità minori, per sostenere la salute ormonale e l'assorbimento di vitamine liposolubili. Tuttavia, l'eccesso di grassi immediatamente dopo l'esercizio può rallentare la digestione e l'assorbimento dei nutrienti necessari per il recupero.

Idratazione: La reintegrazione dei fluidi persi attraverso il sudore è essenziale per il recupero. Una corretta idratazione supporta tutte le funzioni corporee, inclusa la sintesi proteica e la funzione muscolare. L'assunzione di elettroliti, specialmente in climi caldi o durante esercizi di lunga durata, è cruciale per rimpiazzare i sali persi e mantenere l'equilibrio elettrolitico.

Adattamento e Individualizzazione: Ogni atleta ha esigenze uniche e può richiedere un'ulteriore personalizzazione nella tempistica e nella composizione dei pasti. Gli atleti dovrebbero essere pronti a regolare i loro piani alimentari in base ai loro feedback personali, risultati delle prestazioni, e possibili esami nutrizionali per identificare le esigenze individuali.

In sintesi, la nutrizione sportiva efficace richiede più di semplici scelte alimentari; richiede una strategia che tenga conto della tempistica dei nutrienti. Questo approccio consapevole e dinamico non solo sostiene le prestazioni ottimali ma anche il benessere a lungo termine dell'atleta.

Questa comprensione della tempistica e composizione dei pasti permette agli atleti di affinare ulteriormente le loro strategie alimentari, preparando il terreno per esplorare come l'analisi delle diete di atleti di alto livello può fornire intuizioni preziose e principi applicabili a tutti i livelli di attività sportiva.

Esaminare le diete degli atleti di alto livello può rivelare modelli nutrizionali ottimali che sono stati affinati per supportare prestazioni eccezionali e recuperi rapidi. Questa analisi non solo mette in luce le scelte alimentari efficaci ma offre anche un modello per personalizzare l'approccio nutrizionale in base alle esigenze specifiche degli atleti.

Gli atleti di élite spesso lavorano con dietologi sportivi per sviluppare piani alimentari. Questi piani sono altamente personalizzati e possono variare notevolmente tra gli sport, e anche tra gli atleti all'interno dello stesso sport, a seconda di fattori quali posizione, tipo di attività, durata degli allenamenti e competizioni, e obiettivi personali.

Per gli atleti di resistenza come i maratoneti, i triatleti o i ciclisti, l'enfasi è spesso sul mantenimento di un alto apporto di carboidrati di qualità per massimizzare le riserve di glicogeno. Tuttavia, questi carboidrati sono attentamente bilanciati con proteine di alta qualità e grassi sani per assicurare il recupero muscolare e la salute generale. Gli alimenti sono scelti per la loro densità nutrizionale e la capacità di fornire energia costante e prolungata.

Gli atleti di forza e di potenza, come i sollevatori di pesi o i velocisti, possono inclinare la loro dieta verso un maggiore apporto proteico per supportare la crescita e il mantenimento della massa muscolare magra. Queste proteine sono spesso combinate con carboidrati mirati per aiutare nella riparazione e ricostruzione muscolare, soprattutto in seguito a sessioni di allenamento intense.

L'approccio dietetico degli atleti di squadra, come i calciatori o i giocatori di basket, può essere progettato per supportare un mix di resistenza, potenza e recupero. Le diete di questi atleti spesso comprendono un equilibrio di macronutrienti con un'attenzione particolare agli orari dei pasti, per assicurare che l'energia sia disponibile per gli allenamenti e le partite, con un focus sul rifornimento e il recupero post-esercizio.

Oltre ai macronutrienti, gli atleti di alto livello prestano attenzione agli aspetti micronutrizionali della dieta. L'assunzione di vitamine e minerali è ottimizzata per sostenere i processi metabolici, la funzione immunitaria e la riduzione dell'infiammazione. Supplementi e alimenti funzionali possono essere utilizzati per garantire un adeguato apporto di micronutrienti critici.

L'importanza della personalizzazione della dieta è un tema ricorrente nell'analisi delle diete degli atleti di élite. Questa personalizzazione si estende anche al timing dei nutrienti e alla loro integrazione con i cicli di allenamento e recupero. L'approccio personalizzato assicura che l'atleta riceva non solo la giusta quantità di energia e nutrienti ma anche al momento più opportuno.

Per capire come applicare con successo principi nutrizionali nella vita reale, è utile esaminare studi di caso specifici che illustrano come le strategie alimentari possano essere ottimizzate o portare a sfide impreviste. Questi esempi dal mondo reale possono offrire intuizioni preziose e insegnamenti pratici.

Successi: Uno studio di caso potrebbe esplorare un atleta di resistenza che ha implementato una strategia di carb-loading pre-gara, risultando in una prestazione personale migliorata e un recupero accelerato. Il successo in questo caso può essere attribuito a una pianificazione dettagliata che ha incluso la selezione di carboidrati complessi e

l'assunzione di questi in intervalli specifici, otti-
mizzati per le esigenze energetiche dell'atleta.

Insidie: Al contrario, un altro studio di caso potrebbe rivelare come un approccio non personalizzato alla supplementazione proteica ha portato
a problemi digestivi e a un sovraccarico renale in
un atleta di forza. Questo esempio evidenzia l'importanza della personalizzazione e della modera-
zione, anche quando si tratta di nutrienti essenziali come le proteine.

Adattamenti Strategici: Un caso interessante potrebbe dettagliare come un nuotatore professionista ha modificato l'assunzione di micronutrienti, come il ferro e il magnesio, per affrontare
carenze che stavano impattando le prestazioni.
L'aggiustamento mirato, basato su analisi del sangue e consigli di un dietologo sportivo, ha portato
a un notevole miglioramento della funzione muscolare e della capacità aerobica.

Valutazione Continua: Un ulteriore esempio potrebbe illustrare come un ciclista ha utilizzato il monitoraggio continuo dei biomarcatori per ottimizzare l'assunzione di fluidi e elettroliti durante le gare endurance. Questo monitoraggio ha permesso di evitare problemi di crampi e disidratazione che avevano afflitto l'atleta in passato.

Questi studi di caso mettono in luce come l'applicazione di principi nutrizionali deve essere dinamica e adattabile. Essi dimostrano che non c'è una "taglia unica" nella nutrizione sportiva e che il successo deriva dalla capacità di personalizzare l'approccio in base alle circostanze in continua evoluzione e ai bisogni individuali.

Attraverso l'esame di questi casi, possiamo imparare dai successi e dalle sfide di altri atleti. Queste storie forniscono un framework da cui altri possono trarre ispirazione e guidano la personalizzazione delle proprie diete sportive, evitando gli errori comuni e implementando le migliori pratiche dimostrate. Con questi apprendimenti, possiamo procedere a esaminare come la nutrizione possa essere integrata nel ciclo di allenamento completo, da periodi di preparazione intensa a fasi di tapering e recupero.

Capitolo 3: Ricette e Piani Alimentari per Atleti

Per gli atleti, un piano alimentare personalizzato è un aspetto cruciale della loro preparazione e prestazione. Questo piano dovrebbe riflettere non solo le esigenze nutrizionali generali ma anche le specificità individuali, come le preferenze alimentari, gli obiettivi sportivi, il tipo e l'intensità dell'allenamento, e le risposte personali a diversi cibi.

Valutazione Iniziale: Il punto di partenza per creare un piano alimentare personalizzato è una valutazione completa dello stato di salute, delle abitudini alimentari attuali, delle esigenze energetiche basate sul tipo di sport praticato e degli obiettivi specifici, come migliorare la performance, aumentare la massa muscolare o ridurre il grasso corporeo. Questa valutazione può includere la raccolta di dati su peso, composizione corporea, livelli di attività e qualsiasi condizione di salute esistente.

Considerazioni Nutrizionali: Un piano alimentare efficace deve bilanciare i macronutrienti - carboidrati, proteine e grassi - in proporzioni che supportino le esigenze specifiche dell'atleta. Per esempio, un atleta di endurance potrebbe richiedere una maggiore percentuale di carboidrati per sostenere lunghi periodi di attività fisica, mentre un sollevatore di pesi potrebbe beneficiare di un maggiore apporto proteico per la costruzione e il recupero muscolare.

Personalizzazione dei Pasti: La personalizzazione va oltre i semplici macronutrienti. È importante considerare anche i micronutrienti essenziali, come vitamine e minerali, e come questi possono essere integrati attraverso la dieta o con supplementi. La tempistica dei pasti in relazione all'allenamento gioca un ruolo cruciale, con l'obiettivo di massimizzare l'energia durante l'esercizio e ottimizzare il recupero dopo.

Flessibilità e Sperimentazione: Un piano alimentare dovrebbe avere una certa flessibilità per adattarsi alle diverse fasi di allenamento e alle risposte individuali. La sperimentazione guidata, come la modifica delle proporzioni di macronutrienti o l'introduzione di nuovi alimenti, può essere utile per identificare ciò che funziona meglio per ogni individuo. Monitorare gli effetti di questi cambiamenti, sia in termini di sensazioni fisiche che di performance atletica, può fornire feedback preziosi.

Aspetti Pratici: La realizzabilità pratica è essenziale. Il piano dovrebbe tener conto della disponibilità di alimenti, delle abilità culinarie dell'atleta e di qualsiasi vincolo legato allo stile di vita, come viaggi frequenti o budget. La preparazione dei pasti può essere un'utile strategia per garantire che gli atleti abbiano sempre accesso a cibi nutrienti e adatti alle loro esigenze.

Educazione Alimentare: Educare gli atleti sulle basi della nutrizione e su come assemblare un pasto bilanciato può potenziare ulteriormente il loro piano alimentare. Comprendere il perché dietro ogni scelta nutrizionale può aiutare gli atleti a prendere decisioni informate anche quando si trovano in situazioni impreviste.

In definitiva, un piano alimentare personalizzato è un processo dinamico che richiede adattamenti continui e un'attenta valutazione per garantire che soddisfi le esigenze in continua evoluzione dell'atleta. Con un piano ben strutturato, l'atleta è meglio attrezzato per affrontare le sfide nutrizionali e raggiungere i suoi obiettivi sportivi.

Questo approccio personalizzato e adattivo al piano alimentare getta le basi per un focus più dettagliato su ricette e piani alimentari specifici.

L'integrazione di **ricette antinfiammatorie** nel regime alimentare di un atleta è un passo cruciale per massimizzare l'energia e accelerare il recupero. Queste ricette, focalizzate su ingredienti che riducono l'infiammazione e promuovono la salute, possono essere un potente strumento nella dieta di qualsiasi atleta.

Selezione degli Ingredienti: Le ricette antinfiammatorie dovrebbero includere una varietà di alimenti noti per le loro proprietà benefiche. Questo include:

Frutta e verdura ricca di antiossidanti, come bacche, spinaci e broccoli, che combattono i danni dei radicali liberi.

Fonti di grassi sani, come l'olio d'oliva extra vergine, i semi di lino e i pesci grassi, ricchi di acidi grassi Omega-3.

Proteine magre, come petto di pollo, legumi e tofu, che forniscono gli aminoacidi essenziali senza aggiungere stress infiammatorio.

Cereali integrali e carboidrati complessi, come quinoa e patate dolci, per un rilascio costante di energia.

Spezie ed erbe, come curcuma, zenzero e aglio, noti per le loro proprietà antinfiammatorie.

Esempi di Ricette: Esempi di ricette potrebbero includere smoothie antiossidanti per la colazione, insalate nutrienti come pasto leggero, piatti principali a base di proteine magre con contorni ricchi di fibre, e snack energetici facili da preparare e consumare.

Colazione: Un frullato antiossidante potrebbe combinare bacche, spinaci, un cucchiaio di semi di chia, proteine in polvere e un latte vegetale per un inizio nutriente della giornata.

Pranzo: Un'insalata ricca di nutrienti potrebbe includere foglie verdi miste, pezzetti di salmone al forno, avocado, pomodorini, semi di zucca e un condimento a base di olio d'oliva e limone.

Cena: Una cena equilibrata potrebbe essere costituita da petto di pollo alla griglia con una marinata di erbe aromatiche, accompagnato da quinoa e una varietà di verdure al vapore.

Snack e Integrazioni: Gli snack possono includere barrette energetiche fatte in casa con avena, noci e frutta secca, o hummus con verdure crude per uno spuntino ricco di proteine e fibre.

Personalizzazione: Mentre queste ricette forniscono un punto di partenza, è essenziale personalizzarle in base alle esigenze energetiche individuali, alle preferenze alimentari e alle risposte del corpo. Gli atleti dovrebbero sentirsi liberi di sperimentare con diversi ingredienti e di adattare le ricette per soddisfare le loro specifiche esigenze nutrizionali.

Benefici a Lungo Termine: L'adozione di una dieta antinfiammatoria attraverso queste ricette non solo migliora le prestazioni e il recupero ma contribuisce anche a una salute generale migliore. Gli effetti benefici includono una riduzione del rischio di malattie croniche, un miglioramento della salute intestinale e un supporto al sistema immunitario. Questo approccio pratico e flessibile alle ricette antinfiammatorie forma la base per una nutrizione sportiva ottimale.

Adattare le ricette alle diverse fasi di allenamento e competizione è essenziale per gli atleti che cercano di massimizzare le loro prestazioni e il loro recupero. Ogni fase del ciclo di allenamento dalla preparazione alla competizione al recupero ha esigenze nutrizionali uniche che possono essere soddisfatte con scelte alimentari mirate.

Fase di Preparazione Intensiva: Durante i periodi di allenamento intenso, l'obiettivo è di fornire energia sufficiente per sostenere esercizi prolungati e intensi. In questa fase, le ricette dovrebbero essere ricche di carboidrati complessi per un rilascio di energia sostenuto. Piatti come pasta integrale con salsa di pomodoro e pollo, o riso integrale con verdure e pesce, forniscono un buon equilibrio di carboidrati, proteine e grassi sani. È anche il momento di enfatizzare l'idratazione e gli elettroliti, per cui smoothie e zuppe possono essere integrati per mantenere un adeguato livello di fluidi.

Fase Pre-Competitiva (Tapering): Nella fase pre-competitiva, quando l'allenamento si riduce per permettere al corpo di riposarsi e rigenerarsi prima dell'evento, la dieta può essere adattata per massimizzare le riserve di glicogeno. Qui, la strategia di carb-loading, che include l'incremento dell'assunzione di carboidrati, diventa rilevante. Ricette come risotti, casseruole di patate dolci e piatti a base di cereali come orzo o quinoa possono essere utili.

Fase Competitiva: Durante la competizione stessa, l'obiettivo è mantenere l'energia e prevenire la fatica. Ricette che includono facilmente digeribili carboidrati a rapido rilascio, come banane schiacciate su pane tostato o frullati di frutta, possono fornire energia rapidamente disponibile. In questa fase, si dovrebbero evitare alimenti ricchi di fibre o grassi che possono causare disagio gastrointestinale.

Fase di Recupero: Dopo la competizione o un'intensa sessione di allenamento, il focus si sposta sulla ricostruzione e riparazione muscolare e sul rifornimento delle riserve energetiche. Ricette che combinano una buona dose di proteine con carboidrati, come insalate di pollo e quinoa o frullati proteici con frutta e spinaci, possono supportare efficacemente il recupero muscolare.

Varietà e Bilanciamento: Oltre a soddisfare le esigenze energetiche, le ricette dovrebbero includere una varietà di alimenti per garantire un apporto completo di vitamine e minerali. La varietà aiuta anche a prevenire la monotonia alimentare e mantiene alto l'interesse per un'alimentazione sana.

Adattabilità: Gli atleti dovrebbero essere pronti a modificare le loro diete in base alle risposte del proprio corpo e ai cambiamenti nel programma di allenamento. La flessibilità e la capacità di adattamento sono chiavi per una nutrizione sportiva di successo.

In sintesi, l'adattamento delle ricette alle diverse fasi di allenamento e competizione consente agli atleti di supportare il loro corpo in maniera ottimale in ogni fase del loro percorso sportivo. Nel prossimo punto, esploreremo come l'assunzione di alimenti specifici per il recupero muscolare possa essere ottimizzata, concentrandoci sulle migliori opzioni alimentari per ridurre il dolore muscolare e migliorare l'adattamento all'allenamento.

Il recupero muscolare è una componente essenziale del ciclo di allenamento di ogni atleta. Dopo l'esercizio fisico, i muscoli hanno bisogno di ripararsi e rigenerarsi, e la nutrizione gioca un ruolo fondamentale in questo processo. Alcuni alimenti sono particolarmente efficaci nel supportare il recupero muscolare, grazie al loro ricco contenuto di nutrienti essenziali.

Proteine per la Riparazione Muscolare: Le proteine sono i mattoni della riparazione e della crescita muscolare. Alimenti ricchi di proteine di alta qualità come petto di pollo, uova, pesce, tofu, e legumi forniscono gli aminoacidi essenziali necessari per la sintesi proteica. Dopo l'allenamento, un pasto o uno snack ricco di proteine può accelerare il recupero muscolare, riducendo il dolore e migliorando la preparazione per la prossima sessione di allenamento.

Carboidrati per Rifornire le Riserve di Energia: I carboidrati sono cruciali per rifornire le riserve di glicogeno esaurite durante l'esercizio. Cereali integrali, patate dolci, frutta e verdura non solo forniscono l'energia necessaria per il recupero ma sono anche ricchi di fibre e micronutrienti che supportano la salute generale.

Grassi Sani per l'Infiammazione: Gli acidi grassi Omega-3, presenti in pesci grassi come salmone e sgombro, semi di lino e noci, sono noti per le loro proprietà antinfiammatorie. Consumare questi grassi sani dopo l'allenamento può aiutare a ridurre l'infiammazione e il dolore muscolare.

Antiossidanti per Combattere lo Stress Ossidativo: L'esercizio fisico intenso può produrre radicali liberi, che possono danneggiare le cellule muscolari. Alimenti ricchi di antiossidanti come bacche, verdure a foglia verde e frutta possono neutralizzare questi radicali liberi, proteggendo i muscoli dallo stress ossidativo.

Calcio e Magnesio per la Funzione Muscolare: Minerali come calcio e magnesio, trovati nei latticini, verdure a foglia verde e frutta a guscio, sono importanti per la funzione muscolare e la prevenzione dei crampi. Un'adeguata assunzione di questi minerali è essenziale per un recupero efficace.

Idratazione ed Elettroliti: Reintegrare i fluidi e gli elettroliti persi attraverso il sudore è vitale. Acqua, bevande sportive, e alimenti ad alto contenuto di acqua come cetrioli e anguria possono aiutare a mantenere un'adeguata idratazione.

Esempi di Pasti per il Recupero: Un pasto post-allenamento potrebbe includere un petto di pollo alla griglia con quinoa e verdure miste, seguito da una porzione di frutta fresca. Per uno snack veloce, uno yogurt greco con noci e bacche, o un frullato di proteine con spinaci, banana e un pizzico di semi di lino, forniscono un mix bilanciato di macronutrienti e micronutrienti.

Il focus su alimenti che supportano il recupero muscolare non solo aiuta a ridurre il dolore e la fatica ma prepara anche il corpo per le future sessioni di allenamento, promuovendo una migliore adattabilità e resistenza.

Per gli atleti, la preparazione efficace dei pasti è un elemento chiave per assicurarsi che la loro dieta sostenga in modo ottimale l'allenamento e le prestazioni. Questo processo implica non solo la scelta degli alimenti giusti ma anche l'organizzazione e la pianificazione per garantire che i pasti nutritivi siano sempre disponibili, specialmente durante periodi intensi di allenamento o competizione.

Pianificazione Settimanale: Dedica del tempo ogni settimana per pianificare i pasti. Questo può includere la scelta delle ricette, la stesura di una lista della spesa e l'acquisto di ingredienti. Concentrati su pasti che possono essere preparati in grandi quantità e conservati per diversi giorni, come zuppe, stufati o insalate robuste.

Preparazione in Anticipo: Cucina in lotti quando possibile. Preparare più porzioni di un pasto in una volta può risparmiare tempo durante la settimana. Piatti come chili, casseruole e pasti basati su cereali integrali sono ideali per questo approccio.

Utilizzo di Contenitori per i Pasti: Investi in una serie di contenitori per alimenti di diverse dimensioni per conservare i pasti. Questo aiuta a mantenere l'organizzazione e rende facile portare con sé i pasti, soprattutto per gli atleti che sono spesso in movimento.

Snack Salutari a Portata di Mano: Mantieni una scorta di snack sani e facili da trasportare, come frutta secca, barrette energetiche fatte in casa, noci o yogurt. Gli snack sono particolarmente importanti per mantenere livelli di energia costanti tra i pasti principali.

Cucinare in Modo Creativo ed Efficiente: Sperimenta con ricette che possono essere facilmente modificate per variare il gusto e la nutrizione. Ad esempio, una base di riso integrale può essere utilizzata per creare piatti diversi aggiungendo vari tipi di proteine e verdure.

Conservazione e Congelamento: Impara quali pasti si conservano bene in frigorifero o possono essere congelati per un uso futuro. Questo può essere particolarmente utile per gli atleti con programmi di allenamento irregolari o impegnativi.

Preparazione Veloce: Avere un elenco di pasti che possono essere preparati rapidamente, con ingredienti semplici, è utile per i giorni in cui il tempo è limitato. Insalate, wrap e frullati possono essere preparati in pochi minuti e sono ottimi per fornire nutrimento immediato.

Adottando questi approcci alla preparazione dei pasti, gli atleti possono assicurarsi di avere sempre a disposizione opzioni alimentari sane e nutrienti, riducendo il rischio di ricorrere a pasti meno salutari o mancare di energia a causa di una nutrizione inadeguata.

Capitolo 4: L'Evidenza Scientifica dietro la Nutrizione Sportiva

Nel campo della nutrizione sportiva, gli studi e le ricerche recenti giocano un ruolo cruciale nel modellare le strategie alimentari degli atleti. Questi studi forniscono informazioni preziose sull'effetto dei diversi regimi alimentari sulle prestazioni, sulla salute e sul recupero degli atleti. Esplorare queste ricerche è essenziale per capire le tendenze attuali e le migliori pratiche nel campo della nutrizione sportiva.

Innovazioni nella Comprensione dei Macronutrienti: Negli ultimi anni, la ricerca ha approfondito il ruolo e l'importanza dei macronutrienti, soprattutto per quanto riguarda la loro tempistica e il rapporto ottimale per diverse tipologie di sport. Ad esempio, studi recenti hanno esplorato come la modifica delle proporzioni di carboidrati e proteine possa influenzare il recupero muscolare e la performance in sport di resistenza e di forza.

Ruolo dei Micronutrienti e della Nutrigenomica: La ricerca sui micronutrienti, come vitamine e minerali, ha dimostrato come anche piccole carenze possano influenzare significativamente le prestazioni atletiche. Parallelamente, il campo emergente della nutrigenomica sta esplorando come la genetica individuale possa influenzare il metabolismo dei nutrienti, aprendo la strada a diete altamente personalizzate.

Strategie di Idratazione: Le ricerche sull'idratazione hanno rivelato non solo l'importanza dell'acqua e degli elettroliti per le prestazioni atletiche ma anche come la tempistica e la quantità di fluidi possano essere ottimizzate per diverse discipline sportive. Gli studi hanno anche esaminato l'impatto dell'idratazione sulla termoregolazione e sulla funzione cognitiva durante l'esercizio.

Integrazione e Supplementazione: Un'altra area di interesse è l'uso di integratori e supplementi nella dieta degli atleti. La ricerca ha indagato la loro efficacia, sicurezza e le regole di utilizzo per migliorare le prestazioni e accelerare il recupero. Ad esempio, studi sugli effetti della creatina, degli aminoacidi a catena ramificata (BCAA) e degli antiossidanti hanno fornito approfondimenti significativi.

Nutrizione e Salute Mentale: La relazione tra nutrizione e salute mentale è un'area di crescente interesse. Ricerche recenti stanno esplorando come specifici nutrienti possono influenzare non solo il benessere fisico ma anche quello mentale degli atleti, compresa la loro resilienza allo stress e la concentrazione.

Adattabilità a Diverse Condizioni Ambientali: Infine, studi hanno esaminato come gli atleti possano adattare la loro nutrizione a diverse condizioni ambientali, come l'altitudine o il calore estremo, per ottimizzare le prestazioni e gestire i rischi per la salute.

La continua esplorazione di questi temi di ricerca non solo migliora la comprensione dell'interazione tra dieta e prestazioni atletiche ma offre anche una base di conoscenza su cui costruire pratiche nutrizionali efficaci.

L'interpretazione dei dati scientifici nel campo della nutrizione sportiva è fondamentale per atleti e allenatori. Questo processo implica non solo la comprensione delle ricerche attuali, ma anche l'applicazione pratica di tali informazioni per ottimizzare le prestazioni sportive e il benessere generale.

Comprendere le Ricerche: Il primo passo è sviluppare la capacità di leggere e interpretare gli studi scientifici. Questo include la comprensione di terminologie chiave, il riconoscimento di metodi di ricerca validi e l'analisi critica dei risultati. Ad esempio, comprendere la differenza tra uno studio osservazionale e uno sperimentale può influenzare come i risultati vengono applicati nella pratica.

Applicabilità e Limitazioni: È importante riconoscere che non tutti gli studi sono direttamente applicabili a ogni situazione sportiva. Gli atleti e gli allenatori devono valutare se la popolazione di studio, le condizioni sperimentali e i risultati sono rilevanti per le loro circostanze specifiche. Inoltre, la consapevolezza delle limitazioni di uno studio, come la dimensione del campione o la durata, può influenzare il grado di fiducia nei risultati.

Trasferimento della Conoscenza in Pratica: Una volta compresi gli studi, il passo successivo è tradurre queste informazioni in strategie pratiche. Ciò può includere l'adattamento della dieta in base alle ultime scoperte su macronutrienti e micronutrienti, la modifica dei regimi di idratazione, o l'implementazione di nuovi protocolli di supplementazione.

Personalizzazione in Base ai Dati: Gli allenatori e gli atleti dovrebbero utilizzare i dati scientifici per personalizzare i piani nutrizionali. Questo significa considerare le esigenze individuali, gli obiettivi specifici e le condizioni fisiche nell'applicare le raccomandazioni della ricerca. Ad esempio, uno studio che mostra i benefici della creatina per la potenza muscolare potrebbe essere particolarmente rilevante per un sollevatore di pesi, ma meno per un maratoneta.

Aggiornamento Continuo: Il campo della nutrizione sportiva è in costante evoluzione. Restare aggiornati con le ultime ricerche è cruciale per garantire che le pratiche nutrizionali siano basate sulle informazioni più attuali e valide.

Collaborazione con Professionisti della Nutrizione: Lavorare con dietologi sportivi o nutrizionisti può aiutare nella corretta interpretazione e applicazione delle ricerche. Questi professionisti possono fornire una guida esperta su come integrare efficacemente le nuove scoperte nel piano alimentare dell'atleta.

Educazione e Formazione: Infine, l'educazione continua è essenziale sia per gli allenatori che per gli atleti. Partecipare a workshop, seminari e corsi sulle ultime tendenze in nutrizione sportiva può ampliare la conoscenza e migliorare l'applicazione pratica delle ricerche.

In definitiva, la capacità di interpretare correttamente i dati scientifici e applicarli nella pratica quotidiana è un aspetto fondamentale per ottenere il massimo dai programmi di nutrizione sportiva.

Una componente critica nell'interpretazione dei dati scientifici nella nutrizione sportiva è la capacità di riconoscere e mitigare i bias e comprendere le limitazioni degli studi. Questo approccio critico assicura che le decisioni basate sulla ricerca siano affidabili e pertinenti.

Riconoscere il Bias: Il bias può presentarsi in molte forme nella ricerca scientifica. Un bias comune è quello di pubblicazione, dove gli studi con risultati significativi o sensazionali sono pubblicati più frequentemente rispetto a quelli con risultati nulli o negativi. I ricercatori, gli allenatori e gli atleti devono essere consapevoli di questo bias per evitare di basare le proprie decisioni su una visione distorta delle evidenze.

Valutazione Critica della Metodologia: Un'attenta valutazione della metodologia di ricerca è fondamentale. Questo include la considerazione del disegno dello studio, la dimensione del campione, le tecniche di randomizzazione e la validità degli strumenti di misurazione. Comprendere come questi fattori influenzano i risultati può aiutare a determinare la generalizzabilità e l'affidabilità delle conclusioni.

Analisi Statistica e Interpretazione: L'interpretazione dei risultati statistici richiede cautela. Gli atleti e gli allenatori devono comprendere che la significatività statistica non implica sempre rilevanza pratica. Inoltre, un'analisi statistica rigorosa, inclusa la valutazione della potenza statistica e degli errori di tipo I e II, è cruciale per valutare la forza delle evidenze.

Limitazioni inerenti agli studi: Ogni studio ha le sue limitazioni, che possono includere potenziali conflitti di interesse, la specificità della popolazione di studio, o il contesto in cui la ricerca è stata condotta. Riconoscere queste limitazioni è essenziale per una corretta applicazione dei risultati.

Diversità di Popolazioni e Contesti: La ricerca spesso si concentra su popolazioni specifiche, come giovani atleti maschi o atleti di élite, limitando la sua applicabilità ad altri gruppi. È importante considerare come variabili come età, sesso, livello di attività e condizioni di salute preesistenti possano influenzare l'applicabilità dei risultati.

Evoluzione della Ricerca: La ricerca in nutrizione sportiva è in continua evoluzione. Ciò che è considerato una "migliore pratica" oggi potrebbe essere rivisto o modificato domani alla luce di nuove scoperte. Mantenersi aggiornati con le ultime ricerche e rimanere aperti al cambiamento sono aspetti fondamentali della nutrizione basata sull'evidenza.

Consultazione con Esperti: Quando si incontrano incertezze o complessità nella ricerca, consultare esperti nel campo della nutrizione sportiva, come dietisti registrati o scienziati dell'esercizio fisico, può fornire chiarezza e una guida informata.

La capacità di navigare criticamente attraverso il mare di ricerche in nutrizione sportiva è una competenza preziosa per gli atleti e gli allenatori.

In un campo in rapida evoluzione come la nutrizione sportiva, comprendere le ultime innovazioni e tendenze emergenti è fondamentale per gli atleti che mirano a rimanere all'avanguardia. Questo punto esplora alcune delle più recenti evoluzioni nel campo della nutrizione sportiva, offrendo una prospettiva su come queste novità stanno plasmando le pratiche alimentari degli atleti.

Nutrizione Personalizzata e Precisione: Una delle maggiori tendenze è l'approccio personalizzato alla nutrizione. Grazie ai progressi nella scienza dei dati e nella biotecnologia, gli atleti ora possono ricevere raccomandazioni alimentari basate sulla loro genetica, microbioma intestinale e risposte metaboliche individuali. Questo livello di personalizzazione permette di ottimizzare l'assunzione di nutrienti per le esigenze specifiche di ogni atleta.

Alimentazione Basata su Piante: C'è una crescente attenzione verso diete basate prevalentemente su alimenti di origine vegetale. Ricerche indicano che una dieta ricca di piante può fornire benefici antinfiammatori e migliorare la salute cardiovascolare. Gli atleti stanno esplorando come integrare più fonti vegetali nelle loro diete senza compromettere l'assunzione di proteine e altri nutrienti essenziali.

Tecnologie Indossabili e Nutrizione: L'uso di tecnologie indossabili per monitorare vari aspetti della salute e della performance sta influenzando anche la nutrizione sportiva. Attraverso il monitoraggio continuo dei biomarcatori come la glicemia e la composizione corporea, gli atleti possono adattare in tempo reale le loro strategie nutrizionali.

Nutraceutici e Integratori Avanzati: L'industria degli integratori sta diventando sempre più sofisticata, con lo sviluppo di nutraceutici mirati per supportare specifiche esigenze degli atleti, come la resistenza, la forza, o il recupero. Questi prodotti sono spesso basati su ricerche avanzate e offrono modalità innovative di integrazione nutrizionale.

Dieta e Salute Mentale: Un'altra area di interesse emergente è il legame tra dieta e salute mentale. La ricerca sta cominciando a svelare come specifici nutrienti possano influenzare non solo il benessere fisico ma anche quello psicologico, con implicazioni significative per la gestione dello stress e la concentrazione mentale nell'ambito sportivo.

Sostenibilità nella Nutrizione Sportiva: Infine, la sostenibilità sta diventando un fattore sempre più importante. Gli atleti e le organizzazioni sportive sono sempre più consapevoli dell'impatto ambientale delle loro scelte alimentari e stanno cercando modi per rendere la nutrizione sportiva più sostenibile.

Queste innovazioni e tendenze emergenti non solo forniscono nuove opportunità per migliorare le prestazioni e il benessere degli atleti ma richiedono anche una continua formazione e adattabilità.

Capitolo 5: Integrazione della Dieta Antinfiammatoria nel Tuo Stile di Vita

La dieta antinfiammatoria è una scelta strategica per gli atleti non solo per ridurre l'infiammazione ma anche per ottimizzare la salute intestinale e l'assorbimento dei nutrienti, aspetti fondamentali per il mantenimento delle prestazioni sportive e del benessere generale.

Salute Intestinale e Prestazioni Atletiche: La salute intestinale è essenziale per gli atleti, poiché un intestino sano è cruciale per un efficace assorbimento dei nutrienti e per un sistema immunitario robusto. Una dieta antinfiammatoria, ricca di fibre, antiossidanti, grassi sani e probiotici, contribuisce a mantenere l'intestino in buona salute. Alimenti come yogurt, kimchi, frutta, verdura, cereali integrali e grassi Omega-3 aiutano a mantenere l'equilibrio della flora intestinale e a ridurre l'infiammazione.

Riduzione dell'Infiammazione Intestinale: L'infiammazione cronica a livello intestinale può compromettere l'assorbimento di nutrienti essenziali e causare disagio gastrointestinale, che può influenzare negativamente le prestazioni atletiche. Una dieta antinfiammatoria aiuta a ridurre questa infiammazione, migliorando l'efficienza dell'assorbimento dei nutrienti e riducendo il rischio di problemi gastrointestinali.

Assorbimento Ottimizzato dei Nutrienti: Una dieta antinfiammatoria non solo fornisce i nutrienti necessari per combattere l'infiammazione ma migliora anche l'assorbimento di questi nutrienti. Ad esempio, la vitamina C, presente in frutta e verdura fresca, aumenta l'assorbimento del ferro - cruciale per l'ossigenazione del sangue e l'energia. Gli acidi grassi Omega-3, trovati nel pesce e in certi oli vegetali, promuovono l'assorbimento di vitamine liposolubili come A, D, E e K.

Dieta Bilanciata e Diversificata: Per massimizzare i benefici, una dieta antinfiammatoria dovrebbe essere equilibrata e diversificata, includendo una varietà di alimenti che forniscono un ampio spettro di nutrienti essenziali. Questo non solo garantisce un adeguato apporto di tutti i macronutrienti e micronutrienti ma contribuisce anche a mantenere l'interesse e il piacere nel mangiare sano.

Integrazione con Prebiotici e Probiotici: Per supportare ulteriormente la salute intestinale, gli atleti possono considerare l'integrazione con prebiotici e probiotici. I prebiotici, come l'inulina trovata negli asparagi e nei porri, nutrono le buone batterie intestinali, mentre i probiotici, presenti in alimenti fermentati, contribuiscono a mantenere un equilibrio sano della flora intestinale.

Monitoraggio e Adattamento Personale: Ogni atleta dovrebbe monitorare attentamente la propria risposta a una dieta antinfiammatoria, adattandola in base alle proprie esigenze individuali, alle reazioni del corpo e agli obiettivi sportivi. Questo può includere l'aggiustamento delle proporzioni di alimenti specifici o l'introduzione graduale di nuovi alimenti per valutarne l'impatto.

Incorporando questi principi, gli atleti possono sfruttare i benefici di una dieta antinfiammatoria non solo per ridurre l'infiammazione ma anche per ottimizzare la salute intestinale e l'assorbimento dei nutrienti, elementi cruciali per la loro performance e il loro benessere.

Il timing dei nutrienti è un aspetto fondamentale della nutrizione sportiva, in particolare quando si tratta di integrare una dieta antinfiammatoria. La tempistica con cui gli atleti consumano determinati alimenti può avere un impatto significativo sulle loro prestazioni, sul recupero e sulla riduzione dell'infiammazione. Ecco come gli atleti possono ottimizzare il timing dei nutrienti antinfiammatori nel loro regime alimentare.

Integrazione Pre-Allenamento: Consumare alimenti antinfiammatori prima dell'allenamento può aiutare a preparare il corpo allo sforzo fisico e a prevenire l'infiammazione precoce. Alimenti come avena con bacche (ricche di antiossidanti) o uno smoothie con spinaci, banana e semi di chia forniscono energia sostenuta e composti antinfiammatori.

Nutrienti durante l'allenamento: Per allenamenti prolungati, può essere benefico includere snack che sono sia energetici sia antinfiammatori. Barrette energetiche casalinghe con noci e frutta secca, o bevande sportive arricchite con vitamine antiossidanti, possono fornire il mix ideale di energia e sostanze antinfiammatorie.

Recupero Post-Allenamento: La fase post-allenamento è cruciale per il recupero e la riduzione dell'infiammazione. Proteine di alta qualità, come il petto di pollo o il tofu, accompagnate da verdure a foglia verde e cereali integrali, possono supportare la riparazione muscolare e ridurre l'infiammazione. Alimenti ricchi di Omega-3, come il salmone, possono essere particolarmente efficaci nel combattere l'infiammazione post-allenamento.

Pasti Equilibrati Durante il Giorno: Oltre al timing specifico intorno all'allenamento, è importante che gli atleti consumino pasti equilibrati durante il giorno che includano una varietà di alimenti antinfiammatori. Questo può includere verdure colorate, frutta, grassi sani e proteine magre, distribuiti in modo uniforme nei pasti per mantenere costanti i livelli di energia e l'effetto antinfiammatorio.

Idoneità Individuale e Adattabilità: Ogni atleta dovrebbe adattare il timing dei nutrienti in base alle proprie esigenze individuali, tipo di sport e risposta del corpo. Un corridore di lunga distanza può avere esigenze diverse rispetto a un sollevatore di pesi, per esempio. Gli atleti dovrebbero essere disposti a sperimentare e adattare il loro approccio in base ai feedback del corpo e ai risultati delle prestazioni.

Monitoraggio e Valutazione: Utilizzare diari alimentari o app per monitorare l'assunzione di cibo e correlare questi dati con le prestazioni e il benessere può fornire intuizioni preziose su quali strategie di timing funzionano meglio.

Implementando strategie personalizzate di timing dei nutrienti antinfiammatori, gli atleti possono massimizzare l'efficacia della loro dieta antinfiammatoria, sostenendo le prestazioni ottimali e un recupero efficiente.

Il successo nella gestione del peso e nel potenziamento delle prestazioni non si basa solo su cosa mangiano gli atleti, ma anche su come approcciano mentalmente e comporta mentalmente la loro dieta. Una dieta antinfiammatoria può essere un potente strumento non solo per la salute fisica ma anche per il benessere psicologico e comportamentale degli atleti.

- Approccio Psicologico alla Gestione del Peso:

Autopercezione e Immagine Corporea: La dieta antinfiammatoria, equilibrata e ricca di nutrienti, può migliorare l'autostima e l'immagine corporea degli atleti. Una visione positiva del proprio corpo contribuisce a una maggiore fiducia nelle proprie capacità e nelle prestazioni sportive.

Gestione dello Stress e dell'Ansia: Gli alimenti antinfiammatori, come quelli ricchi di Omega-3 e antiossidanti, possono avere effetti benefici sullo stress e l'ansia. Una dieta che promuove la salute mentale è essenziale per la gestione del peso, poiché lo stress e l'ansia possono portare a comportamenti alimentari disordinati.

- Strategie Comportamentali per la Gestione del Peso:

Mindful Eating: Praticare il mindful eating può aiutare gli atleti a essere più consapevoli delle loro scelte alimentari e dei segnali di fame e sazietà. Questo approccio incoraggia a mangiare in risposta alle esigenze fisiche piuttosto che emotive.

Pianificazione dei Pasti e Regolarità: Stabilire una routine regolare per i pasti aiuta a prevenire il sovraconsumo e favorisce scelte alimentari più consapevoli. Pianificare i pasti e gli snack in anticipo assicura che la dieta rimanga equilibrata e in linea con gli obiettivi di peso e prestazioni.

- Integrazione di Esercizio e Dieta:

Esercizio Personalizzato: Combinare un programma di esercizio fisico personalizzato con una dieta antinfiammatoria ottimizza la gestione del peso e migliora le prestazioni. L'attività fisica regolare non solo brucia calorie ma aiuta anche a mantenere la massa muscolare durante la perdita di peso.

Feedback Continuo tra Dieta e Attività Fisica: Monitorare l'impatto dell'attività fisica sulla dieta e viceversa consente agli atleti di apportare aggiustamenti in tempo reale. Ciò include la valutazione di come i diversi tipi di allenamento influenzino l'appetito e le scelte alimentari.

Supporto Professionale: Collaborare con dietologi sportivi e allenatori per sviluppare un piano integrato che combini dieta ed esercizio può aiutare a raggiungere gli obiettivi di peso e prestazioni in modo più efficace.

In conclusione, adottando un approccio olistico che considera gli aspetti psicologici, comportamentali e fisici, gli atleti possono utilizzare la dieta antinfiammatoria come uno strumento efficace per la gestione del peso e il miglioramento delle prestazioni. Dopo aver esaminato come la dieta antinfiammatoria possa essere bilanciata per la gestione del peso e il potenziamento delle prestazioni, è altrettanto importante considerare come i metodi di preparazione dei cibi possano influenzare direttamente la loro efficacia antinfiammatoria.

Il modo in cui gli alimenti vengono preparati può influenzare significativamente le loro proprietà antinfiammatorie. Per gli atleti che seguono una dieta antinfiammatoria, comprendere e applicare i metodi di preparazione ottimali è essenziale per trarre il massimo beneficio dai loro alimenti.

1. Cottura a Basse Temperature: La cottura a basse temperature, come lo stufato o il brasato, può preservare meglio i nutrienti e minimizzare la formazione di composti pro-infiammatori che si formano a temperature più alte. Questo metodo è particolarmente utile per verdure, carni magre e pesci.

2. Uso di Grassi Salutari: L'utilizzo di grassi salutari come l'olio d'oliva extra vergine, ricco di antiossidanti, per la cottura o come condimento può migliorare le proprietà antinfiammatorie dei pasti. È importante notare che alcuni oli sono più adatti alla cottura a temperature elevate rispetto ad altri.

3. Metodi di Cottura al Vapore e Bollitura: La cottura al vapore e la bollitura sono modi efficaci per preparare verdure, preservando la maggior parte dei loro nutrienti e composti antinfiammatori. Questi metodi evitano l'uso eccessivo di grassi e mantengono l'integrità dei fitonutrienti.

4. Evitare la Cottura ad Alte Temperature e la Carbonizzazione: Cucinare carne ad alte temperature o fino alla carbonizzazione può produrre ammine eterocicliche e idrocarburi policiclici aromatici, che possono promuovere l'infiammazione. Gli atleti dovrebbero evitare queste pratiche, preferendo metodi di cottura più delicati.

5. Preparazione Cruda dove Appropriato: Consumare alcuni alimenti in forma cruda, come frutta, alcuni tipi di verdure, e noci, può garantire il massimo apporto di vitamine, minerali e enzimi. Questo è particolarmente vero per alimenti come bacche, agrumi e verdure a foglia verde.

6. Fermentazione e Alimenti Probiotici: La fermentazione è un metodo di preparazione che non solo conserva gli alimenti ma aumenta anche il loro contenuto di probiotici. Alimenti fermentati come yogurt, kefir, kimchi e crauti possono supportare la salute intestinale, che è strettamente legata alla riduzione dell'infiammazione.

7. Utilizzo Creativo di Spezie ed Erbe: L'incorporazione di spezie e erbe come curcuma, zenzero, aglio e rosmarino può arricchire il profilo antinfiammatorio dei pasti. Queste aggiunte non solo migliorano il sapore ma forniscono anche benefici nutrizionali aggiuntivi.

Attraverso la scelta consapevole dei metodi di preparazione degli alimenti, gli atleti possono potenziare l'efficacia della loro dieta antinfiammatoria. Questa comprensione pratica della preparazione dei pasti aiuta a garantire che ogni boccone sia nutriente e anche antinfiammatorio.

Dopo aver esaminato l'importanza dei metodi di preparazione alimentare per massimizzare i benefici antinfiammatori della dieta, andremo ad esplorare studi di caso reali. Analizzeremo come atleti di élite hanno implementato con successo la dieta antinfiammatoria nelle loro routine, evidenziando i cambiamenti positivi nelle loro prestazioni e benessere

Gli studi di caso su atleti di élite che hanno implementato con successo una dieta antinfiammatoria offrono ispirazione e lezioni pratiche su come questa dieta possa essere applicata efficacemente per migliorare le prestazioni e il benessere generale.

1. **Atleta di Endurance**: Un maratoneta professionista ha sperimentato miglioramenti significativi nella resistenza e nel recupero dopo aver adottato una dieta antinfiammatoria. Prima della transizione, soffriva frequentemente di dolori muscolari post-allenamento e affaticamento. Introducendo alimenti come salmone, frutta a bacca, verdure a foglia verde e noci nella sua dieta, ha notato una riduzione del dolore muscolare e un miglioramento nella resistenza durante le lunghe corse. Questo cambiamento ha permesso una preparazione più efficace per le gare e un recupero più rapido.

2. **Sollevatore di Pesi**: Un atleta di sollevamento pesi ha integrato alimenti antinfiammatori per gestire il dolore articolare e migliorare la forza. Dopo aver aggiunto regolarmente curcuma, zenzero e semi di chia ai suoi pasti, ha riportato una riduzione significativa dell'infiammazione e del dolore articolare, consentendogli di aumentare l'intensità e la frequenza degli allenamenti senza disagio.

3. **Nuotatore Olimpico**: Un nuotatore olimpico ha modificato la sua dieta per includere più alimenti ricchi di antiossidanti e Omega-3 per combattere l'infiammazione e migliorare la salute delle articolazioni. I cambiamenti nella dieta hanno portato a una sensazione di maggior energia e a una migliore capacità di recupero dopo sessioni di allenamento intense.

4. **Squadra di Calcio Professionista**: Una squadra di calcio ha collaborato con un nutrizionista per incorporare un piano alimentare antinfiammatorio per tutti i suoi giocatori. Hanno introdotto smoothie post-allenamento con ingredienti antinfiammatori e pasti bilanciati concentrati su vegetali, proteine magre e grassi sani. La squadra ha riportato una diminuzione generale dei casi di infiammazione e infortuni, migliorando la disponibilità degli atleti per le partite importanti.

5. **Atleta di Sport da Combattimento**: Un atleta professionista di sport da combattimento ha uti-

lizzato la dieta antinfiammatoria per migliorare la gestione del peso e la concentrazione mentale. Concentrandosi su alimenti antinfiammatori, è riuscito a mantenere il suo peso categoria con maggiore facilità e ha riferito un miglioramento nella chiarezza mentale e nella focalizzazione durante le competizioni.

Questi studi di caso dimostrano l'impatto positivo che una dieta antinfiammatoria può avere sugli atleti di alto livello, evidenziando come l'approccio personalizzato e la collaborazione con professionisti della nutrizione siano fondamentali per il successo. Questi esempi servono da modello per gli atleti di tutti i livelli che cercano di migliorare le loro prestazioni e il loro benessere attraverso scelte alimentari consapevoli.

Concludendo questo capitolo, abbiamo esplorato vari aspetti della dieta antinfiammatoria, dalla teoria alla pratica, e abbiamo visto come può essere efficacemente integrata nella vita di un atleta

per ottenere risultati ottimali in termini di salute
e prestazioni.

Capitolo 6: Supplementazione: Cosa Funziona e Cosa No

Il mondo degli integratori alimentari può essere complesso e talvolta confuso, specialmente per gli atleti alla ricerca di modi per migliorare le prestazioni e il recupero. Una comprensione fondamentale dei supplementi, delle loro basi e benefici, è essenziale per fare scelte informate e sicure.

Che cosa sono i Supplementi?

Definizione e Tipi: Integratori alimentari includono vitamine, minerali, erbe, aminoacidi e altri prodotti destinati a supplementare la dieta. Variano da multivitaminici a prodotti specifici come proteine in polvere, creatina e Omega-3.

Ruolo nella Dieta: Gli integratori non sono intesi come sostituti di una dieta bilanciata ma come complementi per colmare eventuali carenze nutrizionali, migliorare aspetti specifici della salute o sostenere livelli elevati di attività fisica.

Benefici degli Integratori per gli Atleti

Riempire le Lacune Nutrizionali: Anche con una dieta ben pianificata, alcuni atleti possono avere carenze nutrizionali a causa di esigenze energetiche elevate, restrizioni dietetiche o metabolismo accelerato. Gli integratori possono aiutare a colmare queste lacune.

Supporto al Recupero e alle Prestazioni: Alcuni integratori sono progettati per migliorare il recupero muscolare, aumentare l'energia o supportare la funzione immunitaria. Ad esempio, gli aminoacidi a catena ramificata (BCAA) possono aiutare nel recupero muscolare, mentre la creatina può migliorare la prestazione in esercizi di breve durata ad alta intensità.

Benefici Salute Specifici: Alcuni integratori possono offrire benefici specifici come miglioramento della densità ossea, salute cardiovascolare, o supporto cognitivo, tutti aspetti importanti per gli atleti.

Considerazioni nella Scelta degli Integratori

Qualità e Purezza: Non tutti gli integratori sono creati uguali. La qualità, la purezza e la concentrazione dei componenti possono variare notevolmente tra diversi marchi e prodotti.

Sicurezza e Effetti Collaterali: Gli atleti devono essere consapevoli della sicurezza degli integratori che assumono. Alcuni possono interagire con farmaci o avere effetti collaterali, soprattutto se assunti in dosi elevate.

Ricerca e Evidenza Scientifica: È essenziale basarsi su ricerche e evidenze scientifiche nella scelta degli integratori. Integratori con supporto scientifico affidabile sono più propensi a fornire i benefici promessi.

Concludendo, comprendere i fondamenti degli integratori e i loro benefici potenziali permette agli atleti di fare scelte informate e sicure che possono supportare la loro salute generale e le prestazioni sportive. Ora, ci concentreremo sugli specifici supplementi raccomandati per la riduzione dell'infiammazione, un aspetto chiave per molti atleti nel mantenimento della salute e dell'efficacia nell'allenamento.

Nel contesto della nutrizione sportiva, la gestione dell'infiammazione è cruciale per ottimizzare il recupero e mantenere un alto livello di prestazioni. Oltre a una dieta antinfiammatoria, certi integratori possono svolgere un ruolo significativo nel ridurre l'infiammazione. Questo punto esplora gli integratori più efficaci per combattere l'infiammazione, fornendo agli atleti strumenti aggiuntivi per gestire questo aspetto critico della loro salute e performance.

1. **Omega-3 Acidi Grassi**: I supplementi di Omega-3, in particolare EPA e DHA derivati da fonti di pesce, sono noti per le loro potenti proprietà antinfiammatorie. Possono ridurre l'infiammazione muscolare e articolare, migliorando il recupero dopo allenamenti intensi e competizioni.

2. **Curcumina**: Estratta dalla curcuma, la curcumina è un potente antinfiammatorio naturale. È particolarmente efficace nel ridurre l'infiammazione a livello delle articolazioni e dei muscoli. La

supplementazione con curcumina può aiutare gli atleti a gestire il dolore e il gonfiore post-allenamento.

3.Antiossidanti come Quercetina e Resveratrolo: Integratori contenenti antiossidanti come la quercetina e il resveratrolo possono aiutare a neutralizzare i radicali liberi e ridurre lo stress ossidativo, un contributore all'infiammazione cronica.

4. Vitamina D: Essenziale per la salute delle ossa, la vitamina D ha anche proprietà antinfiammatorie. La sua supplementazione è particolarmente importante per gli atleti che potrebbero non ricevere un'esposizione solare adeguata.

5. Probiotici: Gli integratori probiotici possono supportare la salute intestinale, che è strettamente collegata all'infiammazione sistemica. Mantenere un equilibrio sano della flora intestinale può avere effetti antinfiammatori in tutto il corpo.

6.Enzimi Sistemici come Bromelina e Serrapeptasi: Questi enzimi possono aiutare a ridurre l'infiammazione e promuovere il recupero muscolare. Sono spesso utilizzati da atleti per accelerare il processo di recupero dopo lesioni o esercizi intensi.

7. **Magnesio**: Il magnesio non solo supporta la funzione muscolare e nervosa ma ha anche proprietà antinfiammatorie. Può essere particolarmente utile per gli atleti che si allenano intensamente.

8. **Zinco**: Lo zinco supporta il sistema immunitario e ha proprietà antinfiammatorie. È importante per gli atleti mantenere livelli adeguati di zinco, specialmente durante periodi di allenamento intenso.

L'adozione di integratori antinfiammatori può essere un efficace complemento alla dieta per gli atleti che cercano di ridurre l'infiammazione e migliorare il recupero. Tuttavia, è essenziale che questi integratori siano utilizzati in modo strategico e in combinazione con un'alimentazione sana ed equilibrata.

Mentre alcuni integratori possono essere benefici per gli atleti, è altrettanto importante riconoscere che non tutti gli integratori sono sicuri o efficaci. Questo punto si concentra sui tipi di integratori che gli atleti dovrebbero evitare e spiega le ragioni dietro queste raccomandazioni.

Stimolanti Pesanti e Termogenici: Molti integratori termogenici o per la perdita di peso contengono stimolanti pesanti come l'efedrina o quantità eccessiva di caffeina. Questi possono aumentare il rischio di effetti collaterali come problemi cardiaci, insonnia e ansia. Inoltre, l'uso di stimolanti può portare a falsi sensi di energia, mascherando la reale fatica.

Pro-ormoni e Steroidi: Gli integratori che contengono pro-ormoni o sostanze simili agli steroidi possono essere dannosi. Possono causare gravi effetti collaterali, incluso il danneggiamento del fegato e alterazioni ormonali, e sono spesso illegali in contesti sportivi competitivi.

Integratori con "Proprietary Blends": Molti integratori elencano i loro ingredienti come "proprietary blends", senza specificare le quantità esatte di ciascun ingrediente. Questa mancanza di trasparenza può essere problematica, poiché impedisce agli atleti di sapere esattamente cosa e quanto stanno assumendo.

Integratori Non Approvati o Non Testati: È importante evitare integratori che non sono stati testati da terze parti o che non hanno ricevuto approvazioni da enti di regolamentazione rispettabili. Questi integratori potrebbero non essere sicuri o potrebbero contenere sostanze non dichiarate.

Diuretici e Lassativi: Gli integratori che agiscono come diuretici o lassativi possono essere pericolosi per gli atleti. Possono portare a disidratazione, squilibri elettrolitici e altri problemi di salute, influenzando negativamente le prestazioni e il benessere generale.

"Miracle Cures" o Integratori con Affermazioni Esagerate: Integratori che fanno affermazioni esagerate o non supportate dalla scienza dovrebbero essere evitati. Questi prodotti spesso promettono risultati rapidi o "miracolosi" senza basi scientifiche solide.

Integratori con Potenziali Interazioni Farmacologiche: Gli atleti che assumono farmaci prescritti dovrebbero essere particolarmente cauti nell'uso di integratori, poiché alcuni possono interagire negativamente con i farmaci.

La scelta consapevole e informata degli integratori è fondamentale per la sicurezza e la salute degli atleti. Evitare prodotti potenzialmente dannosi o inefficaci è tanto importante quanto scegliere gli integratori giusti. Nel prossimo punto, esamineremo come leggere e comprendere le etichette degli integratori e le regolamentazioni in atto, un passo essenziale per garantire che gli atleti facciano scelte sicure e informate.

La capacità di leggere e comprendere le etichette degli integratori è fondamentale per gli atleti che desiderano fare scelte informate e sicure. Questo punto si concentra sull'importanza di analizzare le etichette degli integratori e di comprendere le regolamentazioni che ne governano l'uso.

1. **Comprendere l'Etichettatura Nutrizionale**: Le etichette degli integratori forniscono informazioni cruciali sui nutrienti, la composizione e la dose raccomandata. Gli atleti devono familiarizzare con la lettura di questi dati per assicurarsi di assumere la quantità corretta di ciascun integratore e di comprendere il suo contenuto nutrizionale.

2. **Identificazione degli Ingredienti**: È essenziale controllare l'elenco degli ingredienti per evitare sostanze che possono essere dannose o proibite nello sport. Gli atleti dovrebbero essere particolarmente attenti a ingredienti come stimolanti, pro-ormoni, o qualsiasi sostanza che possa apparire sospetta.

3. **Dosi e Istruzioni di Utilizzo**: Osservare le dosi consigliate e le istruzioni di utilizzo è cruciale. L'assunzione eccessiva di alcuni integratori può portare a effetti collaterali negativi o interazioni pericolose.

4. **Riconoscere le Affermazioni Ingannevoli**: Le etichette possono talvolta contenere affermazioni ingannevoli o esagerate. Gli atleti dovrebbero essere scettici nei confronti di prodotti che promettono risultati rapidi o miracolosi e basare le loro scelte su informazioni scientificamente fondate.

5. **Certificazioni e Approvazioni**: Cercare integratori che sono stati certificati o approvati da organizzazioni rispettabili. Queste certificazioni possono includere test di terze parti che garantiscono la qualità e la sicurezza del prodotto.

6. **Regolamentazioni e Normative**: Essere consapevoli delle regolamentazioni vigenti nel proprio paese o regione riguardo agli integratori. In alcuni paesi, gli integratori sono meno regolamentati rispetto ai farmaci, il che può portare a variazioni nella qualità e nella sicurezza.

7. **Consultare Professionisti della Salute**: Quando in dubbio, è consigliabile consultare un medico, un nutrizionista o un farmacista per orientarsi nella scelta degli integratori. Questi professionisti possono fornire consigli basati su conoscenze mediche e nutrizionali.

Capire come leggere le etichette e conoscere le regolamentazioni degli integratori è un aspetto cruciale per garantire che gli atleti facciano scelte sicure e responsabili. Dopo aver acquisito le competenze necessarie per leggere e interpretare in modo critico le etichette degli integratori e compreso le regolamentazioni pertinenti, il passo successivo è applicare queste conoscenze alla creazione di un piano di supplementazione personalizzato.

La creazione di un piano di supplementazione personalizzato è l'ultimo tassello nel puzzle della nutrizione sportiva ottimale. Questo processo richiede un'attenta considerazione delle esigenze individuali dell'atleta, del tipo di sport praticato, delle condizioni di salute e degli obiettivi di prestazione. Ecco come gli atleti possono sviluppare un piano di supplementazione che sia efficace e anche sicuro.

1. Valutazione Iniziale delle Esigenze Nutrizionali: Prima di aggiungere integratori alla dieta, è fondamentale valutare le esigenze nutrizionali basandosi sullo stile di vita, sul livello di attività e sulla dieta corrente. Questa valutazione può essere fatta in collaborazione con un nutrizionista sportivo, che può aiutare a identificare eventuali carenze o esigenze specifiche.

2. Definizione degli Obiettivi di Supplementazione: Gli obiettivi possono variare da atleta ad atleta – alcuni potrebbero concentrarsi sulla riduzione dell'infiammazione, altri sul miglioramento del recupero post-allenamento o sull'aumento dell'energia. Avere obiettivi chiari guida la selezione degli integratori più appropriati.

3. Selezione degli Integratori Basata su Evidenze Scientifiche: È importante scegliere integratori supportati da ricerche scientifiche. Questo significa dare priorità a prodotti che sono stati testati e verificati per efficacia e sicurezza.

4. Considerazione della Forma e del Dosaggio degli Integratori: Diversi integratori sono disponibili in varie forme (capsule, polveri, liquidi) e dosaggi. La scelta della forma e del dosaggio giusti può dipendere dalla preferenza personale, dalla tollerabilità e dall'efficacia.

5. Monitoraggio e Adattamento: Una volta iniziato il piano di supplementazione, è cruciale monitorare come il corpo reagisce. Gli atleti dovrebbero essere attenti a qualsiasi cambiamento nelle prestazioni, nel benessere generale o in eventuali effetti collaterali e pronti ad adattare il piano di supplementazione di conseguenza.

6. Revisione Periodica del Piano: Le esigenze nutrizionali e le condizioni di salute possono cambiare nel tempo, così come possono cambiare gli obiettivi sportivi. Per questo, è importante rivedere periodicamente il piano di supplementazione in collaborazione con un professionista della salute.

7. Conformità alle Regolamentazioni Sportive: Infine, è fondamentale che il piano di supplementazione rispetti tutte le normative e le regole delle competizioni sportive. Questo è particolarmente importante per gli atleti che competono a livelli elevati, dove il rischio di doping involontario è una preoccupazione reale.

Un piano di supplementazione personalizzato e ben strutturato è un componente chiave per massimizzare le prestazioni sportive e mantenere una salute ottimale. Con un approccio informato, basato su evidenze e adattato alle esigenze individuali, gli atleti possono sfruttare al meglio gli integratori come parte del loro regime nutrizionale complessivo. Questo approccio riflette un'evoluzione nella nutrizione sportiva, dove la personalizzazione e la responsabilità giocano un ruolo centrale nel raggiungimento dell'eccellenza atletica.

Capitolo 7: Microbiota Intestinale e Prestazioni Atletiche

Il microbiota intestinale, un complesso ecosistema di microorganismi che abita nel tratto gastrointestinale, svolge un ruolo cruciale nella salute umana e, in particolare, nelle prestazioni atletiche. Comprendere il microbiota intestinale è fondamentale per gli atleti che cercano di ottimizzare la loro salute e le loro prestazioni.

Cos'è il Microbiota Intestinale?

Definizione e Composizione: Il microbiota intestinale è costituito da miliardi di batteri, virus, funghi e altri microorganismi. Ogni individuo ha un microbiota unico, influenzato da fattori genetici, ambientali e dietetici.

Ruolo nella Salute Umana: Questi microorganismi svolgono funzioni vitali, tra cui l'assistenza nella digestione degli alimenti, la produzione di vitamine essenziali, la protezione contro agenti patogeni e la regolazione del sistema immunitario.

Importanza del Microbiota per gli Atleti

Assorbimento dei Nutrienti: Un microbiota sano aiuta a ottimizzare l'assorbimento dei nutrienti, fondamentale per gli atleti che hanno bisogno di un apporto costante ed efficiente di energia e nutrienti per allenamenti e competizioni.

Salute Immunitaria: Poiché una porzione significativa del sistema immunitario è localizzata nell'intestino, un microbiota equilibrato è essenziale per mantenere un sistema immunitario forte, riducendo il rischio di malattie e migliorando il recupero.

Influenza sul Metabolismo: Il microbiota intestinale può influenzare il metabolismo e la gestione del peso, aspetti rilevanti per gli atleti che devono mantenere una composizione corporea ottimale per le loro discipline.

Impatto sulla Salute Mentale e sul Benessere: Studi recenti suggeriscono un collegamento tra microbiota intestinale e salute mentale, inclusi aspetti come l'umore e la resistenza allo stress, che sono importanti per le prestazioni atletiche.

Studio del Microbiota e Sport

Ricerche Recenti: La ricerca sul microbiota intestinale ha guadagnato slancio negli ultimi anni, con studi che esaminano come le variazioni nel microbiota possano influenzare le prestazioni sportive e il benessere generale degli atleti.

Capire il proprio microbiota può portare a un approccio più personalizzato alla nutrizione, permettendo agli atleti di modificare la loro dieta per ottimizzare la salute intestinale e, di conseguenza, le prestazioni sportive.

Il microbiota intestinale è un campo di ricerca in rapida espansione che offre prospettive entusiasmanti per la nutrizione sportiva. Per gli atleti, comprendere e mantenere un microbiota sano può essere un fattore chiave per migliorare le prestazioni, il recupero e il benessere generale.

L'interazione tra dieta, microbiota intestinale e salute generale è un campo di grande interesse nella nutrizione sportiva. La dieta non solo fornisce l'energia e i nutrienti necessari per le prestazioni atletiche, ma influisce anche sul microbiota intestinale, che a sua volta gioca un ruolo cruciale nella salute e nel benessere dell'atleta.

Influenza della Dieta sul Microbiota Intestinale

Varietà Alimentare: Una dieta variata, ricca di diversi tipi di alimenti, favorisce un microbiota intestinale diversificato, che è associato a una migliore salute. Alimenti diversi forniscono substrati differenti (come fibre, proteine e grassi) che nutrono vari gruppi di microbi.

Fibre e Alimenti Fermentabili: Alimenti ricchi di fibre, come verdure, frutta, legumi e cereali integrali, sono particolarmente benefici per il microbiota. Le fibre fungono da prebiotici, sostanze che alimentano i batteri benefici nell'intestino.

Impatto dei Grassi e delle Proteine: Anche il tipo di grassi e proteine nella dieta può influenzare il microbiota. Ad esempio, diete ad alto contenuto di grassi saturi possono promuovere un microbiota meno favorevole, mentre fonti di proteine magre tendono ad avere un impatto più positivo.

Microbiota e Salute Generale dell'Atleta

Digestione ed Assorbimento: Un microbiota sano aiuta nella digestione efficiente degli alimenti e nell'assorbimento ottimale dei nutrienti, essenziale per gli atleti che hanno bisogno di massimizzare il recupero energetico e muscolare.

Sistema Immunitario: Circa l'80% del sistema immunitario è localizzato nell'intestino. Un microbiota equilibrato supporta la funzione immunitaria, proteggendo gli atleti da infezioni e malattie.

Risposta Infiammatoria: Il microbiota ha un ruolo nel modulare la risposta infiammatoria del corpo. Un microbiota sano può aiutare a ridurre l'infiammazione sistemica, beneficiando così la salute generale e potenzialmente riducendo il tempo di recupero dopo l'esercizio.

Dieta e Microbiota Specifici per gli Sport

Esigenze Variano per Sport: Gli atleti di endurance possono avere esigenze diverse rispetto a quelli di sport di forza o di squadra. Adattare la dieta per sostenere un microbiota ottimale può quindi variare a seconda del tipo di attività fisica.

Integrazione di Alimenti Specifici: L'integrazione di cibi specifici per migliorare il microbiota, come yogurt, kefir, crauti e altri alimenti fermentati, può essere una strategia utile per gli atleti per migliorare la salute intestinale e generale.

Comprendere e ottimizzare la relazione tra dieta e microbiota può giocare un ruolo significativo nel migliorare la salute e le prestazioni degli atleti. Una dieta che supporta un microbiota intestinale sano può portare a miglioramenti nella digestione, immunità e gestione dell'infiammazione. Nel prossimo punto, esamineremo più da vicino il ruolo specifico di prebiotici e probiotici e come possono essere utilizzati per migliorare ulteriormente la performance atletica.

La crescente comprensione del ruolo del microbiota intestinale nella salute e nelle prestazioni sportive ha portato all'interesse nei confronti di prebiotici e probiotici come strumenti per ottimizzare il benessere degli atleti. Questo punto esplora come questi supplementi possano influenzare positivamente la performance atletica e supportare un microbiota intestinale sano.

Prebiotici: Nutrimento per il Microbiota

Definizione e Fonti: I prebiotici sono composti non digeribili presenti negli alimenti, che promuovono la crescita e l'attività di batteri benefici nell'intestino. Sono principalmente fibre e oligosaccaridi, trovati in alimenti come aglio, cipolle, porri, asparagi e banane.

Benefici per gli Atleti: Un'adeguata assunzione di prebiotici può migliorare la salute intestinale, ottimizzare l'assorbimento dei nutrienti e potenziare il sistema immunitario. Questi aspetti sono cruciali per gli atleti, in particolare per il recupero post-allenamento e la prevenzione di malattie.

Probiotici: Alleati del Microbiota

Definizione e Effetti: I probiotici sono microrganismi vivi che, se assunti in quantità adeguate, conferiscono benefici alla salute dell'ospite. Si trovano in alimenti fermentati come yogurt, kefir, kombucha e crauti, nonché in integratori.

Impatto sulla Performance Sportiva: I probiotici possono aiutare a ridurre l'incidenza di infezioni del tratto respiratorio superiore, comuni negli atleti durante periodi di allenamento intenso. Possono anche migliorare la salute intestinale, riducendo problemi come il gonfiore e il disturbo gastrointestinale durante l'esercizio.

Sinergia tra Prebiotici e Probiotici

Effetto Combinato: L'utilizzo combinato di prebiotici e probiotici può avere un effetto sinergico, migliorando ulteriormente la salute del microbiota intestinale. Questa combinazione è spesso chiamata "simbiotico".

Personalizzazione in base alle Esigenze: Gli atleti possono aver bisogno di personalizzare il loro uso di prebiotici e probiotici a seconda delle loro specifiche condizioni di salute, tipo di sport e obiettivi di performance.

Considerazioni Pratiche

Selezione dei Prodotti: È importante selezionare prodotti probiotici di alta qualità e prebiotici da fonti affidabili. La qualità e la specifica ceppistica dei probiotici possono variare notevolmente.

Dosaggio e Tempistica: Il dosaggio e la tempistica dell'assunzione di prebiotici e probiotici possono essere importanti. Ad esempio, l'assunzione di probiotici a stomaco vuoto o con i pasti può influenzare la loro efficacia.

Integrare prebiotici e probiotici nella dieta può essere una strategia efficace per gli atleti per migliorare la loro salute intestinale e, di conseguenza, le loro prestazioni sportive.

L'ottimizzazione del microbiota intestinale attraverso strategie alimentari specifiche è un aspetto fondamentale per migliorare le prestazioni atletiche e il benessere generale. Questo punto esplora come gli atleti possono adattare la loro dieta per favorire un microbiota intestinale sano e funzionale.

Dieta Ricca e Variata

Una dieta ricca e variata è essenziale per un microbiota intestinale sano. Consumare un'ampia gamma di frutta, verdura, cereali integrali, legumi e noci fornisce un mix diversificato di fibre, vitamine e minerali che nutrono diversi gruppi di batteri benefici.

L'incorporazione regolare di alimenti fermentati come yogurt, kefir, kombucha, kimchi e crauti apporta probiotici naturali, che possono migliorare la diversità e la salute del microbiota.

Fibre e Prebiotici

Fonti di Fibra: Alimenti ricchi di fibre come lenticchie, fagioli, piselli, avena, banane e asparagi agiscono come prebiotici. Questi alimenti supportano la crescita di batteri benefici e contribuiscono alla salute del colon.

Bilanciamento delle Fibre: È importante bilanciare l'assunzione di fibre solubili e insolubili. Le fibre solubili si trovano in alimenti come avena e mele, mentre quelle insolubili sono presenti in alimenti come cereali integrali e verdure.

Grassi Sani e Proteine di Qualità

Grassi Benefici: Grassi sani, in particolare gli acidi grassi Omega-3 trovati nel pesce, semi di lino e noci, possono avere un effetto positivo sul microbiota intestinale, riducendo l'infiammazione.

Proteine di Alta Qualità: La scelta di proteine di alta qualità, sia animali che vegetali, è cruciale. Proteine magre come pollo, tacchino, pesce e legumi possono essere più benefiche per il microbiota rispetto a carni rosse ad alto contenuto di grassi.

Idratazione Adeguata

Importanza dell'Acqua: Una buona idratazione è essenziale per la salute intestinale. L'acqua aiuta la digestione e l'assorbimento dei nutrienti, e contribuisce a un ambiente intestinale sano.

Strategie Pratiche per gli Atleti

Pianificazione dei Pasti: Gli atleti possono pianificare i pasti per includere una varietà di fonti di prebiotici e probiotici. Un'adeguata pianificazione può aiutare a garantire un apporto costante di nutrienti che sostengono un microbiota salutare.

Monitoraggio e Personalizzazione: È importante monitorare come la dieta influisce sulla salute intestinale e sulle prestazioni atletiche, apportando modifiche personalizzate in base alle risposte individuali.

Attraverso strategie alimentari mirate, gli atleti possono ottimizzare il loro microbiota intestinale, migliorando non solo la salute intestinale ma anche le loro prestazioni generali e il recupero.

Il campo del microbiota intestinale è all'avanguardia della ricerca in nutrizione sportiva. Questo punto esplora le prospettive future della ricerca sul microbiota e come potrebbero influenzare le strategie nutrizionali degli atleti nei prossimi anni.

Tendenze Attuali nella Ricerca sul Microbiota

Personalizzazione della Nutrizione: Una delle tendenze più promettenti è la personalizzazione delle diete basata sul microbiota intestinale. La ricerca futura potrebbe permettere agli atleti di ottimizzare le loro diete in base alla composizione specifica del loro microbiota, massimizzando così l'assorbimento dei nutrienti, il recupero e le prestazioni.

Collegamenti con la Salute Mentale: Studi emergenti suggeriscono un legame tra il microbiota intestinale e la salute mentale, incluso lo stress e la resilienza psicologica. Per gli atleti, questo potrebbe significare che la modulazione del microbiota potrebbe avere benefici non solo fisici ma anche psicologici.

Microbiota e Risposta Immunitaria: La ricerca sta anche esplorando come il microbiota influenzi la risposta immunitaria. Questo potrebbe avere implicazioni significative per la prevenzione delle malattie e per la gestione dell'infiammazione negli atleti.

Potenziale Impatto sulla Nutrizione Sportiva

Dieta Personalizzata Basata sul Microbiota: In futuro, gli atleti potrebbero avere diete personalizzate basate sulla loro analisi del microbiota intestinale, ottimizzando la nutrizione per migliorare specificamente le loro prestazioni sportive e il benessere generale.

Sviluppo di Nuovi Integratori: La ricerca sul microbiota potrebbe portare allo sviluppo di nuovi tipi di integratori prebiotici e probiotici, specificatamente progettati per migliorare le prestazioni atletiche e la salute generale.

Prevenzione delle Malattie e Gestione delle Lesioni: Un migliore comprensione del ruolo del microbiota nella salute potrebbe aiutare nella prevenzione delle malattie e nella gestione delle lesioni, due aspetti critici per la carriera di un atleta.

Sfide e Considerazioni Etiche

Sfide nella Ricerca: La complessità del microbiota e la sua interazione con fattori come la dieta, l'ambiente e la genetica presentano sfide significative nella ricerca. La personalizzazione della nutrizione sportiva richiederà approcci sofisticati e multidisciplinari.

Considerazioni Etiche: Con l'avanzamento della ricerca, emergeranno anche questioni etiche relative alla privacy dei dati e all'accesso alle tecnologie di personalizzazione.

Le ricerche future sul microbiota intestinale promettono di rivoluzionare il campo della nutrizione sportiva, offrendo approcci più personalizzati e basati sull'evidenza. Mentre la scienza continua a progredire, gli atleti e i professionisti della nutrizione devono rimanere aggiornati su queste evoluzioni per sfruttare al meglio le scoperte in questo affascinante campo.

Capitolo 8: Nutrizione Personalizzata e Nutrigenomica

La nutrigenomica è un campo scientifico innovativo che studia come il nostro DNA influenzi la risposta del corpo alla dieta. Questo punto introduce i principi fondamentali della nutrigenomica e la sua rilevanza nella nutrizione sportiva, offrendo agli atleti una comprensione più profonda di come la genetica può plasmare le loro strategie alimentari.

Cos'è la Nutrigenomica?

Definizione: La nutrigenomica è lo studio dell'interazione tra genetica e nutrizione. Esplora come i geni individuali influenzino la risposta del corpo agli alimenti e ai nutrienti e come, viceversa, la dieta possa influenzare l'espressione genica.

Relazione Geni-Dieta: Ogni individuo ha variazioni genetiche uniche che possono influenzare l'assorbimento, il metabolismo e l'efficacia dei nutrienti. Queste variazioni possono spiegare perché alcune persone reagiscono diversamente a certe diete o integratori.

L'Importanza della Nutrigenomica per gli Atleti

Personalizzazione della Dieta: La nutrigenomica offre la possibilità di personalizzare la dieta in base al codice genetico dell'atleta, ottimizzando l'assunzione di nutrienti per migliorare le prestazioni, il recupero e la salute generale.

Ottimizzazione del Metabolismo Energetico: Capire come i geni influenzino il metabolismo può aiutare gli atleti a scegliere diete che ottimizzano l'uso dell'energia, migliorando così le prestazioni in allenamento e competizione.

Prevenzione di Infortuni e Malattie: Alcune varianti genetiche possono aumentare il rischio di infortuni o malattie. La nutrigenomica può aiutare a identificare queste predisposizioni e adattare la dieta per ridurre i rischi.

Fondamenti Scientifici della Nutrigenomica

Interazione Geni-Nutrienti: Gli studi in nutrigenomica esaminano come specifici nutrienti, come grassi, proteine e carboidrati, interagiscano con i geni individuali. Questo può includere come certi alimenti influenzino l'espressione di geni legati all'infiammazione, allo stress ossidativo o al metabolismo.

Polimorfismi Genetici e Risposta Nutrizionale: I polimorfismi genetici sono piccole variazioni nel DNA che possono avere un impatto significativo su come un individuo metabolizza certi nutrienti. Ad esempio, alcune varianti possono influenzare il modo in cui si metabolizza la caffeina o come si utilizza la vitamina D.

La nutrigenomica apre una nuova era nella nutrizione sportiva, offrendo approcci personalizzati basati sulla genetica.

La nutrigenomica non solo apre nuove frontiere nella comprensione del legame tra genetica e nutrizione, ma offre anche possibilità pratiche per la personalizzazione della dieta. Questo punto esplora come gli atleti possono adattare la loro alimentazione in base al proprio profilo genetico, per massimizzare le prestazioni e il benessere generale.

Identificazione dei Polimorfismi Genetici Rilevanti

Test Genetici: La personalizzazione inizia con test genetici specifici che identificano variazioni o polimorfismi genetici che influenzano la nutrizione. Questi test possono rivelare informazioni su come un individuo metabolizza i nutrienti, risponde agli alimenti e assimila certe sostanze.

Comprensione dei Risultati: Interpretare i risultati dei test genetici consente agli atleti di comprendere aspetti come la sensibilità ai grassi saturi, la tolleranza al lattosio, la capacità di metabolizzare la caffeina e altre peculiarità metaboliche.

Personalizzazione della Dieta

Adattamento ai Bisogni Energetici: Basandosi sui risultati genetici, gli atleti possono adattare la proporzione di macronutrienti (carboidrati, proteine, grassi) nella loro dieta per ottimizzare l'apporto energetico e il metabolismo.

Gestione di Sensibilità e Intolleranze: La comprensione delle sensibilità alimentari genetiche può aiutare nella gestione di intolleranze, come quella al glutine o al lattosio, prevenendo problemi gastrointestinali che possono influenzare negativamente le prestazioni.

Integrazione Mirata: I test genetici possono indicare la necessità di integrazioni specifiche, come vitamine o minerali, per colmare le lacune nutrizionali legate alla genetica.

Miglioramento delle Prestazioni e della Salute

Ottimizzazione del Recupero: Una dieta personalizzata può aiutare a migliorare il recupero muscolare e ridurre l'infiammazione, in base alla predisposizione genetica dell'atleta alla risposta infiammatoria e al danno muscolare.

Prevenzione di Problemi di Salute: La personalizzazione alimentare può anche contribuire alla prevenzione di problemi di salute a lungo termine, come malattie cardiovascolari o diabete, particolarmente rilevanti per atleti con predisposizioni genetiche.

Esempi Pratici di Personalizzazione

Atleti con Alta Sensibilità ai Carboidrati: Gli atleti con una predisposizione genetica a una risposta glicemica elevata ai carboidrati potrebbero beneficiare di una dieta a basso indice glicemico.

Gestione dell'Ossidazione dei Grassi: Per gli atleti con una capacità genetica ridotta di ossidare i grassi, una dieta con una maggiore enfasi sui carboidrati e un controllo attento dell'assunzione di grassi potrebbe essere più vantaggiosa.

Personalizzare la dieta in base al profilo genetico permette agli atleti di sfruttare al meglio la loro fisiologia unica, migliorando le prestazioni, il recupero e la salute generale. Questo approccio individualizzato sottolinea l'importanza di un'integrazione tra scienza nutrizionale e genetica.

L'applicazione pratica della nutrigenomica nella nutrizione sportiva ha portato a numerosi casi di successo, dove la personalizzazione della dieta basata sul profilo genetico ha significativamente migliorato le prestazioni e il benessere degli atleti. Questo punto esplora esempi concreti e studi di caso che illustrano l'efficacia dell'approccio nutrigenomica.

Studi di Caso e Successi Notabili

Atleti di Resistenza: In alcuni atleti di endurance, l'analisi genetica ha rivelato una predisposizione a beneficiare maggiormente da una dieta ad alto contenuto di carboidrati. L'adattamento della loro alimentazione in base a questi risultati ha portato a un miglioramento delle prestazioni e dell'efficienza energetica.

Sportivi di Forza: Per atleti di sport di forza, la personalizzazione della dieta basata sulle analisi genetiche ha aiutato a ottimizzare l'assunzione di proteine e la gestione dei grassi. Questo ha portato a una migliore crescita muscolare e recupero post-allenamento.

Applicazioni Pratiche della Nutrigenomica

Gestione del Peso e Composizione Corporea: In alcuni casi, gli atleti hanno sfruttato la nutrigenomica per personalizzare la loro dieta e migliorare la gestione del peso e la composizione corporea, adattando l'assunzione di macronutrienti per massimizzare la perdita di grasso mantenendo la massa muscolare.

Prevenzione delle Lesioni: La nutrigenomica ha permesso ad alcuni atleti di identificare predisposizioni genetiche a specifici tipi di infortuni o condizioni, come l'infiammazione o il sovraccarico dei tendini, e di modificare la loro dieta per ridurre il rischio.

Benefici Oltre le Prestazioni

Salute a Lungo Termine: Oltre ai benefici immediati sulle prestazioni, la nutrigenomica ha aiutato gli atleti a prendere decisioni dietetiche che promuovono la salute a lungo termine, prevenendo potenzialmente malattie legate all'alimentazione o allo stile di vita.

Benessere Psicologico: Una dieta personalizzata basata sul profilo genetico può anche migliorare il benessere psicologico degli atleti, aumentando la fiducia nelle loro scelte alimentari e riducendo l'ansia legata all'alimentazione.

Considerazioni per la Pratica Futura

Estensione dell'Approccio Personalizzato: Questi studi di caso indicano un futuro in cui la nutrigenomica potrebbe essere impiegata più ampiamente, offrendo a ogni atleta una guida alimentare su misura.

I casi di successo nella nutrizione personalizzata dimostrano il potenziale dell'approccio nutrigenomica per migliorare le prestazioni, la salute e il benessere generale degli atleti. La continua evoluzione e l'applicazione di questa scienza promettono ulteriori innovazioni nel campo della nutrizione sportiva.

Ora esamineremo i test genetici disponibili per gli atleti, esplorando come possono accedere e utilizzare queste informazioni per ottimizzare la loro dieta e le prestazioni. Questi test forniscono dati preziosi che possono essere utilizzati per personalizzare la nutrizione e le strategie di allenamento, ottimizzando le prestazioni e il benessere.

Panoramica dei Test Genetici per Atleti

I test genetici per gli atleti possono variare da quelli che esaminano singoli geni, come quelli legati al metabolismo dei carboidrati o delle proteine, a pannelli genetici più ampi che forniscono un'analisi comprensiva di vari aspetti della salute e delle prestazioni. Questi test possono rivelare informazioni su vari aspetti, come la predisposizione a infortuni specifici, la risposta a determinati tipi di allenamento, la tolleranza a certi nutrienti e le esigenze individuali di vitamine e minerali.

Utilizzo dei Test Genetici nella Pratica Sportiva

I risultati dei test genetici possono essere utilizzati per adattare l'allenamento e la nutrizione alle esigenze individuali, migliorando l'efficienza e riducendo il rischio di infortuni. I test possono aiutare a identificare le predisposizioni genetiche agli infortuni o alle condizioni di salute, consentendo agli atleti e ai loro allenatori di prendere precauzioni preventive.

Affidabilità e Interpretazione

Accuratezza e Affidabilità: È fondamentale scegliere test genetici che siano scientificamente validati e affidabili. La qualità e la precisione dei test

possono variare notevolmente tra i diversi forni-
tori.

Interpretazione dei Risultati: L'interpretazione dei risultati di un test genetico dovrebbe essere effettuata da professionisti qualificati, come genetisti o nutrizionisti specializzati in nutrigenomica, per garantire una comprensione corretta e un'applicazione pratica efficace.

Considerazioni Pratiche

Costo e Accessibilità: I test genetici possono variare in termini di costo e accessibilità. Gli atleti e le squadre devono considerare questi fattori quando decidono di integrare i test genetici nelle loro strategie di allenamento e nutrizione.

Privacy e Sicurezza dei Dati: La privacy e la sicurezza dei dati genetici sono di fondamentale importanza. Gli atleti dovrebbero essere consapevoli di dove e come i loro dati vengono conservati e utilizzati.

I test genetici offrono agli atleti uno strumento prezioso per personalizzare la loro nutrizione e le loro strategie di allenamento.

Questioni Etiche nella Nutrigenomica

Uno dei principali problemi etici nella nutrigenomica è la gestione dei dati genetici. È fondamentale garantire la privacy degli atleti e assicurare che il consenso informato sia ottenuto prima di effettuare qualsiasi test genetico. La potenziale discriminazione basata sui dati genetici è una preoccupazione etica significativa. Ad esempio, le informazioni genetiche non dovrebbero essere usate per escludere gli atleti da determinate discipline o per influenzare negativamente le loro carriere. C'è anche la questione dell'accessibilità dei test genetici. Questi strumenti avanzati potrebbero non essere disponibili per tutti gli atleti, specialmente in contesti con risorse limitate, sollevando preoccupazioni riguardo l'equità nello sport.

Prospettive Future della Nutrigenomica

La nutrigenomica è destinata a diventare sempre più sofisticata, offrendo livelli di personalizzazione ancora più accurati. Questo potrebbe includere diete e piani di allenamento ultra-personalizzati basati su una combinazione di analisi genetiche, biomarcatori e monitoraggio in tempo reale dello stato di salute.

L'integrazione della nutrigenomica con altre tecnologie, come wearable tech e intelligenza artificiale, potrebbe fornire analisi più complete e dinamiche delle esigenze individuali degli atleti.

Evoluzione delle Linee Guida Nutrizionali: Man mano che la ricerca in nutrigenomica si espande è probabile che le linee guida nutrizionali diventino più personalizzate, spostandosi dà consigli generali a raccomandazioni basate su specifici profili genetici.

Ricerca e Sviluppo Continuo

La ricerca continua a svelare nuove correlazioni tra genetica e nutrizione, promettendo nuove scoperte che potrebbero ulteriormente ottimizzare le prestazioni e la salute degli atleti. Sarà fondamentale una formazione continua per nutrizionisti, allenatori e professionisti della salute per tenersi aggiornati con le ultime scoperte e tecniche in nutrigenomica.

Concludendo, la nutrigenomica sta trasformando il modo in cui gli atleti si avvicinano alla nutrizione e all'allenamento, offrendo possibilità eccitanti ma anche sollevando domande etiche importanti. Man mano che questa disciplina evolve sarà cruciale affrontare queste questioni etiche e assicurare che i benefici della nutrigenomica siano accessibili ed equi per tutti gli atleti. Con l'adozione responsabile e considerata di queste innovazioni, il futuro della nutrizione sportiva si prospetta ricco di potenzialità e progressi.

Capitolo 9: Idratazione e Prestazioni Sportive

L'acqua è essenziale per numerosi processi fisiologici, inclusa la regolazione della temperatura corporea, il trasporto dei nutrienti, la rimozione dei prodotti di scarto, la lubrificazione delle articolazioni e il mantenimento dell'equilibrio elettrolitico.

L'acqua svolge un ruolo chiave nel metabolismo energetico. Una corretta idratazione è fondamentale per il massimo rendimento nelle reazioni biochimiche, inclusa la produzione di ATP, la principale fonte di energia cellulare.

La disidratazione, anche lieve, può comprometttere le prestazioni atletiche, riducendo la resistenza, la forza e l'agilità. Può anche aumentare il rischio di crampi, infortuni e colpi di calore.

Un'adeguata idratazione facilita un recupero più rapido e può migliorare la resistenza, consentendo agli atleti di allenarsi in modo più efficace e per periodi più lunghi.

Misurazione e Monitoraggio dell'Idratazione

Indicatori comuni dello stato di idratazione includono il colore delle urine, la frequenza della minzione, il peso corporeo (perdite di peso pre e post-esercizio) e la sensazione di sete.

Il monitoraggio regolare dello stato di idratazione aiuta gli atleti a evitare la disidratazione e a mantenere il massimo delle prestazioni.

Influenza dell'Esercizio e dell'Ambiente

Durante l'attività fisica, il corpo perde liquidi attraverso il sudore e il respiro. Questa perdita può essere accentuata da fattori ambientali come temperature elevate o umidità. Gli atleti devono adattare le loro strategie di idratazione in base all'intensità dell'esercizio, alla durata, alle condizioni climatiche e alle proprie esigenze individuali.

Comprendere i fondamenti della scienza dell'idratazione è essenziale per ogni atleta che cerca di ottimizzare le prestazioni e mantenere una salute ottimale.

Analizzeremo ora come una dieta antinfiammatoria si integri con strategie di idratazione, evidenziando l'importanza di un approccio nutrizionale olistico per migliorare le prestazioni atletiche e il benessere generale.

Sinergia tra Idratazione e Dieta Antinfiammatoria

Una dieta antinfiammatoria, ricca di nutrienti come omega-3, antiossidanti e fitonutrienti, può migliorare la funzione immunitaria. L'adeguata idratazione supporta questo processo, facilitando il trasporto di questi nutrienti vitali e aiutando nella detossificazione e nel funzionamento ottimale del sistema immunitario.

L'idratazione gioca un ruolo critico nell'assorbimento dei nutrienti antinfiammatori. Bere la quantità adeguata di acqua assicura che i nutrienti vengano efficacemente assorbiti e utilizzati dal corpo.

Effetti Combinati sulla Riduzione dell'Infiammazione

Molti alimenti antinfiammatori contengono antiossidanti che combattono lo stress ossidativo. L'idratazione adeguata aiuta a mantenere un equilibrio fluido, il che è essenziale per minimizzare il danno cellulare causato dai radicali liberi.

La combinazione di una dieta antinfiammatoria con una corretta idratazione può avere effetti sinergici nella riduzione dell'infiammazione a livello cellulare, migliorando la salute generale e le prestazioni atletiche.

Idratazione e Dieta Antinfiammatoria nella Pratica Sportiva

Per gli atleti, è cruciale integrare piani di idratazione con una dieta antinfiammatoria. Questo può includere il consumo di alimenti ad alto con tenuto d'acqua, come frutta e verdura, che supportano sia l'idratazione che l'assunzione di nutrienti antinfiammatori.

La tempistica dell'assunzione di liquidi e di alimenti antinfiammatori è importante, specialmente intorno agli allenamenti e alle competizioni. Una strategia combinata può aiutare a ottimizzare l'energia, il recupero e la performance.

Considerazioni sulla Salute Intestinale

Mantenere un equilibrio idrico adeguato è fondamentale per la salute intestinale. Una dieta antinfiammatoria, abbinata a una corretta idratazione, può migliorare la digestione e la funzione intestinale, elementi essenziali per l'assimilazione dei nutrienti e il benessere generale.

Una corretta idratazione facilita l'eliminazione dei rifiuti e delle tossine dal corpo, mentre una dieta antinfiammatoria fornisce i nutrienti necessari per supportare questi processi.

In conclusione, integrare una dieta antinfiammatoria con strategie di idratazione adeguate offre numerosi benefici per gli atleti, dalla riduzione dell'infiammazione al miglioramento delle prestazioni e del recupero.

Il monitoraggio dell'idratazione è un aspetto fondamentale nella gestione della salute e delle prestazioni atletiche. Andremo ora ad esplorare diversi strumenti e tecniche che gli atleti possono utilizzare per valutare e mantenere un adeguato livello di idratazione.

Importanza del Monitoraggio dell'Idratazione

Il monitoraggio regolare dello stato di idratazione aiuta a prevenire la disidratazione, che può portare a riduzioni delle prestazioni, affaticamento, crampi e altri rischi per la salute.

Un'adeguata idratazione è essenziale per mantenere l'efficienza fisica e mentale durante l'esercizio, in particolare in condizioni di stress fisico o ambientale.

Strumenti di Monitoraggio

Bilance e Monitoraggio del Peso: Misurare il peso corporeo prima e dopo l'allenamento può fornire un indicatore affidabile della perdita di fluidi. Una perdita di peso superiore all'1-2% del peso corporeo può indicare disidratazione.

Colorimetri delle Urine: Strumenti di misurazione del colore delle urine, come le cartine colorimetriche, possono aiutare a valutare lo stato di idratazione. Urine di colore chiaro generalmente indicano una buona idratazione, mentre urine scure suggeriscono la necessità di aumentare l'assunzione di liquidi.

Tecniche di Monitoraggio

Diario di Idratazione: Tenere un diario di idratazione, registrando l'assunzione di liquidi e le sensazioni di sete, può aiutare gli atleti a sviluppare una maggiore consapevolezza delle loro esigenze di idratazione.

Monitoraggio dei Segnali Fisici: Prestare attenzione ai segnali del corpo, come la sete, il colore delle urine, la frequenza della minzione e i sintomi di disidratazione (come mal di testa o affaticamento), è un metodo semplice ma efficace per valutare l'idratazione.

Applicazioni Tecnologiche

App e Wearable: L'utilizzo di app mobili e dispositivi indossabili che tracciano l'assunzione di liquidi e altri parametri fisiologici può fornire un feedback in tempo reale sullo stato di idratazione.

Sensori di Idratazione: Lo sviluppo di sensori biometrici avanzati, che possono monitorare parametri come il tasso di sudorazione e l'equilibrio elettrolitico, rappresenta il futuro del monitoraggio dell'idratazione nello sport.

Integrazione con la Dieta e l'Allenamento

Adattamento alle Esigenze Individuali: Il monitoraggio dell'idratazione deve essere integrato con la dieta e i programmi di allenamento dell'atleta, tenendo conto delle condizioni ambientali e dell'intensità dell'esercizio.

Feedback Continuo per l'Adeguamento: Il monitoraggio continuo permette agli atleti di adeguare rapidamente la loro strategia di idratazione in risposta ai cambiamenti nelle condizioni di allenamento o alle reazioni personali. Il monitoraggio efficace dell'idratazione è una competenza cruciale per gli atleti che mirano a ottimizzare le prestazioni e mantenere una salute ottimale.

Esaminando approfonditamente gli errori frequenti e le preziose lezioni apprese nell'ambito dell'idratazione, questa parte finale del capitolo si dedica a fornire agli atleti e agli esperti di nutrizione sportiva intuizioni fondamentali. Attraverso l'analisi di casi reali, scopriremo come strategie di idratazione errate possano influenzare le prestazioni e la salute, e come le corrette pratiche di idratazione possano essere implementate per ottenere risultati ottimali.

Errori Comuni nell'Idratazione

Disidratazione Sottovalutata: Uno degli errori più comuni è sottovalutare l'impatto della disidratazione sulle prestazioni. Casi di studio hanno mostrato che anche una lieve disidratazione può ridurre significativamente le prestazioni fisiche e cognitive.

Eccesso di Idratazione: Parimenti, l'iperidratazione, o iponatriemia, può essere pericolosa. Alcuni casi hanno documentato atleti che hanno consumato eccessive quantità di liquidi, diluendo i livelli di sodio nel corpo e causando gravi complicazioni.

Lezioni Apprese

Bilanciamento Idrico Personalizzato: I casi di studio hanno evidenziato l'importanza di un approccio personalizzato all'idratazione. Le esigenze di idratazione variano in base a numerosi fattori, inclusi il tasso di sudorazione individuale, l'ambiente, l'intensità dell'allenamento e le condizioni fisiche.

Monitoraggio Attento: Alcuni studi hanno dimostrato come un monitoraggio attento e regolare dello stato di idratazione possa prevenire sia la disidratazione che l'iperidratazione. Questo include tecniche come il controllo del peso prima e dopo l'allenamento e l'osservazione del colore delle urine.

Casi di Studio Specifici

Maratone e Sport di Endurance: Studi su maratoneti e triatleti hanno fornito dati preziosi sull'idratazione durante gli eventi di resistenza, mostrando un'ampia varietà di strategie di idratazione efficaci e meno efficaci.

Sport di Squadra in Condizioni Estreme: Gli studi condotti su sport di squadra giocati in condizioni ambientali estreme, come il calcio in climi caldi, hanno rivelato come la gestione strategica dell'idratazione possa prevenire il calo delle prestazioni e le malattie correlate al calore.

Questi casi di studio sottolineano l'importanza della formazione continua per atleti e allenatori sull'idratazione. La conoscenza e la consapevolezza possono contribuire a strategie di idratazione più efficaci. La collaborazione con dietisti, nutrizionisti e medici sportivi è fondamentale. Questi professionisti possono fornire consulenza basata su evidenze scientifiche e personalizzata in base alle esigenze individuali.

L'esame di casi di studio e degli errori comuni nell'idratazione offre preziose intuizioni sugli aspetti pratici della gestione dell'idratazione nello sport. Queste storie reali forniscono una base solida per sviluppare strategie di idratazione efficaci, evidenziando l'importanza di un approccio personalizzato e informato. Questi apprendimenti non solo migliorano le prestazioni atletiche ma contribuiscono anche significativamente alla salute e al benessere generale degli atleti.

Capitolo 10: Psicologia della Nutrizione Sportiva e Recupero Post-Allenamento

L'adozione di una dieta sportiva richiede più di una semplice comprensione dei principi nutrizionali; coinvolge anche un aspetto psicologico significativo. Questo punto esplora la cruciale interazione tra la mentalità dell'atleta e la sua adesione a un regime alimentare orientato alle prestazioni, sottolineando come l'atteggiamento mentale influisca sull'efficacia della dieta sportiva.

La Mentalità e la Nutrizione Sportiva

Motivazione e Impegno: L'adozione di una dieta sportiva richiede una forte motivazione e un impegno costante. La mentalità giusta aiuta gli atleti a superare le sfide e a rimanere fedeli ai loro piani alimentari, anche di fronte a tentazioni e ostacoli.

Obiettivi e Aspettative Realistici: Una mentalità positiva e realistica è fondamentale per stabilire obiettivi nutrizionali raggiungibili. Gli atleti devono comprendere che i miglioramenti nella dieta porteranno a benefici incrementali nelle prestazioni, anziché a cambiamenti immediati e drastici.

Psicologia della Nutrizione e Performance

Resilienza Mentale: La resilienza mentale gioca un ruolo chiave nell'adesione a una dieta sportiva. Gli atleti con una forte resilienza sono meglio equipaggiati per gestire i cambiamenti dietetici e adattarsi a nuove routine alimentari.

Gestione dello Stress e Alimentazione: La gestione efficace dello stress è fondamentale per mantenere un regime alimentare salutare. Lo stress può portare a scelte alimentari poco salutari, quindi una mentalità equilibrata è essenziale per prendere decisioni nutrizionali sagge.

Influenza della Mentalità sulle Abitudini Alimentari

Autocontrollo e Disciplina: La capacità di mantenere l'autocontrollo e la disciplina è essenziale per seguire un piano nutrizionale sportivo. La mentalità giusta aiuta gli atleti a resistere alle tentazioni e a rimanere concentrati sui loro obiettivi a lungo termine.

Relazione con il Cibo: La mentalità influisce significativamente sulla relazione di un atleta con il cibo. Un approccio sano e bilanciato al cibo aiuta a evitare estremismi, come il restrittivo o il mangiare eccessivo.

Sviluppo della Mentalità Corretta

Educazione e Supporto: L'educazione nutrizionale e il supporto psicologico sono cruciali per sviluppare la mentalità giusta. Gli atleti dovrebbero essere incoraggiati a cercare consulenza da nutrizionisti e psicologi dello sport per aiutarli a sviluppare atteggiamenti sani verso il cibo e l'alimentazione.

Mindfulness e Consapevolezza Alimentare: Pratiche come la mindfulness possono aiutare gli atleti a essere più consapevoli delle loro scelte alimentari, aumentando la consapevolezza di come il cibo influenzi il loro corpo e le loro prestazioni.

La mentalità gioca un ruolo fondamentale nell'adozione e nel successo di una dieta sportiva. Gli atleti devono coltivare un atteggiamento mentale che supporti le loro scelte nutrizionali, bilanciando disciplina, resilienza e un approccio equilibrato alla nutrizione.

Esamineremo ora le strategie nutrizionali specifiche che possono influenzare direttamente la concentrazione e la resilienza mentale degli atleti, ponendo particolare attenzione su come determinati cibi e regimi alimentari possano essere utilizzati per migliorare la salute mentale e le prestazioni cognitive.

Nutrienti Specifici per la Salute Cognitiva

Alimenti Ricchi di Triptofano: Il triptofano, un aminoacido essenziale presente in alimenti come il tacchino, i semi di zucca e il formaggio, è un precursore della serotonina, un neurotrasmettitore che influisce sull'umore e sulla concentrazione. Una dieta ricca di triptofano può aiutare a migliorare la stabilità dell'umore e la chiarezza mentale.

Cibi Ricchi di Tirosina: La tirosina, trovata in alimenti come la carne magra, i prodotti caseari e le noci, è un precursore della dopamina, un altro neurotrasmettitore legato alla concentrazione e alla motivazione. Integrare la dieta con questi alimenti può contribuire a un migliore focus mentale.

Nutrizione e Recupero Cognitivo

Carboidrati Complessi per l'Energia Mentale: I carboidrati complessi, come quelli presenti nei cereali integrali, forniscono un rilascio costante di glucosio, che è il principale carburante per il cervello. Una fornitura stabile di energia aiuta a mantenere la concentrazione durante allenamenti intensi e competizioni.

Alimenti Antinfiammatori e Cognizione: Alimenti con proprietà antinfiammatorie, come la curcuma e il tè verde, possono non solo aiutare nel recupero fisico ma anche nel ridurre l'infiammazione cerebrale, che è stata collegata a una diminuzione delle funzioni cognitive.

Importanza della Variazione Alimentare

Diversità nella Dieta: Una dieta varia garantisce un'ampia gamma di nutrienti essenziali che possono supportare le funzioni cognitive. La diversità alimentare è cruciale per fornire tutti i micronutrienti necessari per una buona salute mentale.

Ricchezza di Micronutrienti: Micronutrienti come il ferro, il magnesio e le vitamine B sono importanti per la salute cerebrale. Una carenza di questi nutrienti può portare a una diminuzione della capacità di concentrazione e a una maggiore fatica mentale.

L'adozione di strategie nutrizionali mirate può avere un impatto significativo sulla concentrazione e la resilienza mentale degli atleti. Integrando alimenti specifici che supportano la funzione cognitiva e la salute mentale in un regime alimentare equilibrato, gli atleti possono ottenere miglioramenti non solo nelle loro prestazioni fisiche ma anche nella loro capacità di gestire lo stress psicologico dello sport competitivo.

Nutrizione per il Recupero: Cosa Funziona Davvero

Ora, ci focalizzeremo sulle strategie nutrizionali efficaci per il recupero post-allenamento, un aspetto cruciale che collega la dieta alla rigenerazione fisica e mentale. Approfondiremo quali alimenti e abitudini alimentari possono realmente contribuire a un recupero ottimale, basandoci su ricerche scientifiche e pratiche consolidate.

Il recupero è tanto importante quanto l'allenamento stesso. Una nutrizione adeguata post-allenamento aiuta a riparare i tessuti muscolari, ricostituire le scorte energetiche e ridurre l'infiammazione.

La nutrizione influisce sul recupero non solo a breve termine ma anche sulle prestazioni future. Una corretta strategia nutrizionale di recupero può migliorare la resilienza agli allenamenti successivi e prevenire infortuni.

Strategie Alimentari Efficaci per il Recupero

Dopo l'esercizio fisico, il corpo ha bisogno di una combinazione di proteine per la riparazione muscolare e carboidrati per ricostituire le riserve di glicogeno. Alimenti come lo yogurt greco, i frullati di proteine e frutta, e i panini integrali con pollo, possono essere scelte efficaci.

Il timing del consumo di nutrienti è fondamentale. Una finestra ideale per l'assunzione di nutrienti è entro 30-60 minuti dopo l'allenamento, periodo in cui il corpo è più recettivo alla sintesi proteica e al ripristino del glicogeno.

Alimenti Specifici per il Recupero

Alimenti ricchi di antiossidanti e proprietà antinfiammatorie, come bacche, avocado, noci, salmone e verdure a foglia verde, possono aiutare a ridurre l'infiammazione e accelerare il recupero.

La reintegrazione di elettroliti, in particolare dopo allenamenti intensi o in condizioni calde, è fondamentale. Acqua arricchita di elettroliti, acque di cocco, o anche frutta ricca di acqua, possono essere opzioni utili.

Approccio Personalizzato al Recupero

Il piano di recupero nutrizionale dovrebbe essere adattato in base all'individuo, tenendo conto del tipo di allenamento, della durata, dell'intensità e delle esigenze energetiche personali. È importante considerare eventuali intolleranze o sensibilità alimentari. Gli atleti dovrebbero scegliere cibi che siano non solo nutrizionalmente validi ma anche compatibili con il loro sistema digestivo.

Una nutrizione efficace per il recupero è fondamentale per la salute e le prestazioni a lungo termine degli atleti. Integrando strategie nutrizionali basate su proteine, carboidrati, antinfiammatori e idratazione, gli atleti possono accelerare il processo di recupero e prepararsi meglio per le future sfide sportive.

In questo punto del libro, ci addentreremo nell'esplorazione di come i rimedi alimentari tradizionali, corroborati da recenti scoperte scientifiche, possono essere efficaci nel processo di recupero muscolare degli atleti. Questa sezione si focalizzerà su metodi meno convenzionali e innovativi, combinando saggezza antica e ricerca moderna.

Recupero Muscolare: L'Approccio Tradizionale Incontra la Scienza

Curcuma e Riduzione dell'Infiammazione: Da tempo utilizzata nella medicina tradizionale, la curcuma è nota per le sue proprietà antinfiammatorie. Recenti studi hanno confermato che il suo principio attivo, la curcumina, può effettivamente ridurre l'infiammazione muscolare e accelerare il recupero.

Zenzero per il Dolore Muscolare: Anche lo zenzero, un altro rimedio tradizionale, è stato oggetto di studi che ne dimostrano l'efficacia nel ridurre il dolore muscolare post-allenamento. Questo effetto è attribuito ai suoi composti bioattivi, come i gingeroli.

Frutta e Bacche nella Medicina Tradizionale

Ciliegie Acide e Recupero Muscolare: Le ciliegie acide, da lungo tempo presenti nella dieta tradizionale per le loro proprietà curative, sono state recentemente studiate per il loro ruolo nel ridurre il dolore muscolare e migliorare il recupero post-esercizio grazie all'alto contenuto di antiossidanti.

Mirtilli e Antiossidanti: Similmente, i mirtilli, ricchi di antiossidanti, sono stati oggetto di studi che ne confermano l'effetto benefico sul recupero muscolare, grazie alla loro capacità di combattere lo stress ossidativo.

Erbalismo e Nutrizione Moderna

Tè Verde e Metabolismo: La tradizione del tè verde come bevanda salutare trova conferma nella ricerca moderna che ne evidenzia i benefici sul metabolismo e sul recupero energetico, rendendolo un'opzione ideale per il post-allenamento.

Adattogeni per la Resistenza: Gli adattogeni, come il ginseng e la rodiola, utilizzati da secoli in diverse culture per aumentare la resistenza e combattere la stanchezza, stanno guadagnando popolarità grazie alla ricerca che ne supporta l'efficacia.

Nuove Scoperte nel Campo Alimentare

Probiotici e Salute Intestinale: La recente enfasi sui probiotici e la loro relazione con la salute intestinale apre nuove strade per comprendere come un intestino sano possa influenzare il recupero muscolare e l'efficienza metabolica.

Alimenti Fermentati e Recupero: Alimenti fermentati come il kefir, il kombucha e il kimchi, tradizionali in molte culture, stanno dimostrando di avere effetti positivi sul recupero, grazie al loro ruolo nel supportare una flora intestinale sana.

L'incorporazione di questi antichi rimedi nella nutrizione sportiva moderna non solo arricchisce il regime alimentare degli atleti ma apre anche nuove strade per tecniche di recupero più efficaci e salutari.

Esplorazione delle Frontiere Emergenti nella Nutrizione Sportiva

- Biologia Sintetica e Nutrizione Personalizzata

- Tecnologie Indossabili di Nuova Generazione

- Intelligenza Artificiale e Analisi Dietetica

- Sostenibilità ed Etica nella Nutrizione Sportiva

Biologia Sintetica e Nutrizione Personalizzata:

L'avanzamento della biologia sintetica potrebbe portare allo sviluppo di alimenti geneticamente progettati per soddisfare esigenze nutrizionali specifiche, offrendo una nuova era di personalizzazione alimentare.

La creazione di supplementi bioingegnerizzati, progettati per massimizzare l'assorbimento e l'efficacia, potrebbe rivoluzionare il modo in cui gli atleti integrano la loro dieta.

Tecnologie Indossabili di Nuova Generazione:

L'evoluzione delle tecnologie indossabili potrebbe permettere un monitoraggio in tempo reale dei livelli di nutrienti, offrendo agli atleti feedback istantanei sulle loro esigenze nutrizionali durante l'allenamento e la competizione.

Dispositivi avanzati potrebbero fornire raccomandazioni nutrizionali personalizzate basate su dati biometrici, adattandosi continuamente alle condizioni fisiche e al livello di attività dell'atleta.

Intelligenza Artificiale e Analisi Dietetica:

L'uso di IA per analizzare schemi dietetici e predire la risposta del corpo a diversi regimi alimentari potrebbe offrire approfondimenti preziosi per ottimizzare le prestazioni. Sistemi basati sull'intelligenza artificiale potrebbero fornire agli atleti strategie su misura per la gestione del peso e la composizione corporea, massimizzando i benefici di ogni allenamento.

Sostenibilità ed Etica nella Nutrizione Sportiva:

Con una crescente consapevolezza ambientale, la ricerca di soluzioni nutrizionali sostenibili e a basso impatto ambientale sta diventando sempre più importante nel mondo dello sport.

Le questioni etiche, come l'uso responsabile di risorse e la scelta di alimenti prodotti in modo etico, stanno diventando considerazioni cruciali per gli atleti e le organizzazioni sportive.

Guardando al futuro della nutrizione sportiva, ci aspettiamo una continua evoluzione guidata da innovazioni tecnologiche e scientifiche, insieme a un maggiore focus su sostenibilità ed etica. Queste tendenze non solo modelleranno le diete degli atleti ma influenzeranno anche profondamente la loro salute, benessere e performance.

Nella conclusione di questo viaggio nella nutrizione sportiva, ci auguriamo che ogni parola letta sia una scintilla che accenda in voi una passione inesauribile per la salute, il benessere e l'eccellenza. Possiate trovare nella profondità di questa scienza non solo il nutrimento per il corpo ma anche l'ispirazione per l'anima, spingendovi sempre più in alto verso nuovi traguardi di successo e realizzazione.

Capitolo Extra- Ricettario Antinfiammatorio

Questo capitolo extra, intitolato 'Ricettario Antinfiammatorio', è un viaggio culinario pensato per trasformare la teoria nutritiva in piatti deliziosi e pratici. Qui, scoprirete una collezione curata di ricette che non solo soddisfano il palato, ma che sono anche studiate per combattere l'infiammazione e supportare il vostro corpo nell'avventura sportiva. Queste ricette sono state selezionate non solo per i loro benefici nutrizionali ma anche per la loro semplicità e versatilità, rendendole perfette per atleti impegnati e per chiunque desideri un'alimentazione che sostenga una vita attiva e sana. Ogni ricetta è accompagnata da spiegazioni su come gli ingredienti specifici lavorano sinergicamente per ridurre l'infiammazione e promuovere il recupero, offrendovi non solo un pasto nutriente ma anche un'educazione culinaria. Che siate alla ricerca di un pasto energizzante pre-allenamento, di un confortante piatto post-esercizio, o di un'opzione sana per il vostro pasto quotidiano, questo ricettario è stato pensato per voi. Preparatevi a esplorare sapori che nutrono il corpo e rinvigoriscono la mente, e a imparare come la scelta degli alimenti giusti possa essere un passo fondamentale verso il successo sportivo e il benessere a lungo termine."

Sommario delle ricette Antinfiammatorie

1.Insalata di Quinoa e Salmone

Una ricetta nutriente che combina il potente effetto antinfiammatorio del salmone con la quinoa ricca di proteine. Perfetta per un pasto leggero ma saziante dopo un allenamento o come pranzo energizzante.

Ingredienti:

tazza di quinoa, cotta secondo le istruzioni sulla confezione

200 g di salmone alla griglia

1 avocado, tagliato a cubetti

1 tazza di spinaci freschi o rucola

1/2 tazza di pomodorini, tagliati a metà

2 cucchiai di olio extravergine d'oliva

Succo di 1 limone

Sale e pepe nero, a gusto

Erbe fresche (aneto o prezzemolo), per guarnire

Istruzioni:

In una grande ciotola, mescola la quinoa cotta con gli spinaci (o rucola), l'avocado, e i pomodorini.

Sgretola il salmone alla griglia sopra l'insalata.

In una piccola ciotola, sbatti insieme l'olio d'oliva, il succo di limone, sale e pepe.

Versa il condimento sull'insalata e mescola delicatamente per combinare.

Guarnisci con le erbe fresche tagliate.

Punto Saliente Nutrizionale: Il salmone è una fonte eccellente di acidi grassi Omega-3, che sono noti per le loro proprietà antinfiammatorie. La quinoa, un superfood, fornisce proteine complete e fibre.

Tempo di Preparazione: Circa 20 minuti

Questa insalata di quinoa e salmone è l'equilibrio perfetto tra nutrizione e sapore. Ogni ingrediente lavora in sinergia per fornire un pasto che non solo sazia, ma supporta anche il tuo corpo nella lotta contro l'infiammazione e il recupero muscolare.

2.Insalata di Quinoa con Avocado e Pomodorini

Una insalata nutriente e veloce da preparare, piena di ingredienti che combattono l'infiamma-zione.

Ingredienti:

1 tazza di quinoa, cotta secondo le istruzioni sulla confezione

1 avocado maturo, tagliato a cubetti

1 tazza di pomodorini, tagliati a metà

1/2 cipolla rossa, affettata finemente

2 cucchiai di succo di limone fresco

2 cucchiai di olio extravergine d'oliva

Sale e pepe nero, a gusto

Un pizzico di pepe di Cayenna o paprika (opzio-nale)

Coriandolo fresco o prezzemolo, tritato per guar-nire

Istruzioni:

In una grande ciotola, mescola la quinoa cotta con l'avocado, i pomodorini e la cipolla rossa.

In una piccola ciotola, unisci il succo di limone, l'olio d'oliva, il sale, il pepe nero e il pepe di Cayenna o la paprika, se usati.

Versa il condimento sull'insalata di quinoa e mescola bene.

Guarnisci con coriandolo o prezzemolo fresco prima di servire.

Punto Saliente Nutrizionale: La quinoa è una fonte eccellente di proteine vegetali e fibre. L'avocado fornisce grassi salutari, mentre i pomodorini sono ricchi di antiossidanti e vitamina C.

Tempo di Preparazione: Circa 20 minuti (escludendo il tempo di cottura della quinoa)

Questa insalata di quinoa con avocado e pomodorini è perfetta per un pasto veloce, ricco di sapori freschi e ingredienti che promuovono la salute e combattono l'infiammazione.

3.Zuppa di Lenticchie Rosse e Curcuma

Questa zuppa nutriente e confortante è perfetta per una cena rilassante o come pasto ristoratore dopo un'intensa sessione di allenamento.

Ingredienti:

1 tazza di lenticchie rosse, sciacquate e scolate

1 cipolla media, tritata

2 spicchi d'aglio, tritati

1 carota media, tagliata a cubetti

1 gambo di sedano, tritato

4 tazze di brodo vegetale o di pollo

2 cucchiai di pasta di pomodoro

1 cucchiaino di curcuma in polvere

1/2 cucchiaino di cumino in polvere

1/2 cucchiaino di coriandolo in polvere

Sale e pepe nero, a gusto

Olio extravergine d'oliva

Succo di 1/2 limone

Coriandolo fresco o prezzemolo per guarnire

Istruzioni:

In una pentola capiente, scalda un po' d'olio e soffriggi la cipolla e l'aglio fino a quando non diventano traslucidi.

Aggiungi la carota e il sedano e cuoci per altri 2-3 minuti.

Incorpora le lenticchie rosse, il brodo, la pasta di pomodoro, la curcuma, il cumino e il coriandolo. Porta a ebollizione.

Riduci il fuoco e lascia sobbollire per circa 20-25 minuti, o fino a quando le lenticchie sono tenere.

Condisci con sale e pepe nero, poi aggiungi il succo di limone.

Servi la zuppa guarnita con coriandolo fresco o prezzemolo.

Punto Saliente Nutrizionale: Le lenticchie rosse sono una ricca fonte di proteine vegetali e fibre. La curcuma, nota per le sue proprietà antinfiammatorie, aggiunge non solo sapore ma anche benefici per la salute.

Tempo di Preparazione: Circa 30-35 minuti

Questa zuppa non solo è deliziosa e riscaldante ma è anche un potente alleato nella tua dieta antinfiammatoria, ideale per nutrire il corpo e supportare il recupero.

4.Insalata Mediterranea con Tonno e Avocado

Un'insalata fresca e leggera, perfetta per un pranzo nutriente o un pasto post-allenamento che combina i benefici di grassi sani e antiossidanti.

Ingredienti:

1 lattina di tonno in acqua, sgocciolato

1 avocado maturo, tagliato a cubetti

1/2 cetriolo, tagliato a cubetti

1/2 cipolla rossa, affettata sottilmente

1 tazza di pomodorini, tagliati a metà

1/2 tazza di olive Kalamata, denocciolate

2 cucchiai di olio extravergine d'oliva

Succo di 1 limone

Sale e pepe nero, a gusto

Un pizzico di origano secco

Foglie di basilico fresco per guarnire

Istruzioni:

In una ciotola grande, unisci il tonno, l'avocado, il cetriolo, la cipolla rossa, i pomodorini e le olive.

In una ciotola piccola, emulsiona insieme l'olio d'oliva, il succo di limone, sale, pepe e origano.

Versa il condimento sull'insalata e mescola delicatamente.

Guarnisci con le foglie di basilico fresco prima di servire.

Punto Saliente Nutrizionale: Il tonno è una fonte eccellente di proteine e acidi grassi Omega-3. L'avocado aggiunge grassi salutari e fibre, mentre i pomodorini e il cetriolo sono ricchi di antiossidanti e vitamine.

Tempo di Preparazione: 15 minuti

Questa insalata mediterranea non solo è veloce e facile da preparare, ma offre anche una combinazione equilibrata di nutrienti essenziali, rendendola un'ottima scelta per chi cerca un pasto gustoso e benefico per la salute.

<u>5.Curry di Pollo e Verdure</u>

Questo piatto è ricco di sapori e spezie, perfetto per un pasto riscaldante che nutre il corpo e combatte l'infiammazione.

Ingredienti:

2 petti di pollo, tagliati a cubetti

1 cipolla media, tritata

2 spicchi d'aglio, tritati

1 peperone rosso, tagliato a strisce

1 tazza di broccoli, divisi in piccoli fiori

1 lattina di latte di cocco

2 cucchiai di pasta di curry rosso (o a seconda del gusto)

1 cucchiaino di curcuma in polvere

1/2 cucchiaino di cumino in polvere

1/2 cucchiaino di coriandolo in polvere

Olio extravergine d'oliva

Sale e pepe nero, a gusto

Coriandolo fresco o prezzemolo per guarnire

Riso integrale o quinoa per servire

Istruzioni:

In una padella grande, riscalda l'olio e soffriggi la cipolla e l'aglio fino a quando non diventano tra-slucidi.

Aggiungi il pollo e cuoci fino a doratura.

Incorpora le spezie (curry, curcuma, cumino, co-riandolo) e mescola bene.

Aggiungi il peperone e i broccoli, cuocendo per qualche minuto.

Versa il latte di cocco e porta a leggera ebollizione. Riduci il fuoco e lascia sobbollire fino a quando il pollo è completamente cotto e le verdure sono te-nere.

Condisci con sale e pepe nero.

Servi il curry sopra un letto di riso integrale o quinoa, guarnendo con coriandolo fresco o prezzemolo.

Punto Saliente Nutrizionale: La curcuma e le altre spezie in questo curry non solo aggiungono sapore ma offrono anche potenti benefici antinfiammatori. Il latte di cocco aggiunge una ricca cremosità oltre a grassi salutari.

Tempo di Preparazione: Circa 30 minuti

Questo curry di pollo e verdure è una splendida combinazione di nutrimento e gusto, perfetto per un pasto serale che sazia e fornisce gli elementi necessari per combattere l'infiammazione.

6.Tacos di Fagioli Neri e Avocado

Una ricetta semplice e gustosa, questi tacos sono pieni di sapori e nutrienti, perfetti per un pranzo o una cena leggera.

Ingredienti:

1 lattina di fagioli neri, sciacquati e scolati

2 avocado maturi, tagliati a cubetti

1/2 cipolla rossa, tritata finemente

1 pomodoro grande, tritato

1 peperoncino jalapeño, tritato finemente (opzionale)

Succo di 1 lime

6 tortillas di mais o di farina integrale

1/2 cucchiaino di cumino in polvere

1/2 cucchiaino di paprika affumicata

Sale e pepe nero, a gusto

Foglie di coriandolo fresco, per guarnire

Istruzioni:

In una ciotola, mescola i fagioli neri con il cumino, la paprika, sale e pepe.

In un'altra ciotola, combina l'avocado, la cipolla rossa, il pomodoro, il peperoncino jalapeño e il succo di lime. Condisci con sale e pepe a gusto.

Riscalda le tortillas in una padella o nel forno a microonde.

Assembla i tacos mettendo prima il composto di fagioli, poi quello di avocado sulle tortillas calde.

Guarnisci con foglie di coriandolo fresco.

Punto Saliente Nutrizionale: I fagioli neri sono una grande fonte di proteine vegetali e fibre, mentre l'avocado offre grassi salutari e potassio. La combinazione di spezie non solo aggiunge sapore ma anche benefici antinfiammatori.

Tempo di Preparazione: 20 minuti

Questi tacos offrono un pasto delizioso e nutriente, perfetto per un approccio alimentare salutare e antinfiammatorio.

7.Bowl Buddha con Tofu e Verdure Arrosto

Questo bowl Buddha è un pasto completo ricco di nutrienti, colori e sapori, ideale per un pranzo o una cena nutriente.

Ingredienti:

200 g di tofu, tagliato a cubetti

1 tazza di quinoa, cotta secondo le istruzioni

1 patata dolce media, tagliata a cubetti

1 zucchina, tagliata a rondelle

1 carota, tagliata a julienne

1/2 tazza di ceci, sciacquati e scolati

1 manciata di foglie di spinaci freschi

2 cucchiai di olio extravergine d'oliva

1 cucchiaino di paprika

1 cucchiaino di aglio in polvere

Sale e pepe nero, a gusto

Semi di sesamo, per guarnire

Salsa tahini per condire

Istruzioni:

Pre-riscalda il forno a 200°C.

In una ciotola, mescola il tofu con un cucchiaio d'olio, paprika, aglio in polvere, sale e pepe. Disponilo su una teglia da forno e cuoci per 20 minuti, o fino a doratura.

Nella stessa teglia, aggiungi la patata dolce e la zucchina con un po' d'olio, sale e pepe. Arrostisci in forno fino a quando non sono teneri.

Assembla il bowl Buddha disponendo un letto di quinoa, poi aggiungi il tofu, la patata dolce, la zucchina, la carota, i ceci e gli spinaci.

Guarnisci con semi di sesamo e servi con un po' di salsa tahini.

Punto Saliente Nutrizionale: Il tofu è una fonte eccellente di proteine vegetali, mentre la quinoa fornisce carboidrati complessi e fibre. Le verdure arrosto offrono una varietà di nutrienti e antiossidanti, e la salsa tahini aggiunge grassi salutari.

Tempo di Preparazione: Circa 40 minuti

Questo bowl Buddha è l'equilibrio perfetto tra nutrimento e sapore, rendendolo un'opzione ideale per chi cerca un pasto antinfiammatorio completo e soddisfacente.

8.Polpette di Ceci al Curry con Salsa di Yogurt

Queste polpette di ceci aromatiche sono un'ottima scelta per un pasto leggero ma saziante, accompagnate da una rinfrescante salsa di yogurt.

Ingredienti:

1 lattina di ceci, sciacquati e scolati

1 cipolla piccola, tritata

2 spicchi d'aglio, tritati

1 cucchiaino di curry in polvere

1/2 cucchiaino di cumino in polvere

1/2 cucchiaino di coriandolo in polvere

Sale e pepe nero, a gusto

1 uovo, leggermente sbattuto

Panko o pangrattato per rivestire

Olio per friggere

Per la Salsa di Yogurt:

1 tazza di yogurt greco naturale

Succo di 1/2 limone

1 cucchiaio di menta fresca, tritata

Sale e pepe, a gusto

Istruzioni:

In un frullatore o robot da cucina, frulla i ceci insieme alla cipolla, all'aglio, alle spezie e un pizzico di sale e pepe fino a ottenere un composto omogeneo.

Trasferisci il composto in una ciotola e aggiungi l'uovo. Mescola fino a quando non è ben amalgamato.

Forma delle piccole polpette con il composto e passale nel pangrattato.

Scalda l'olio in una padella e friggi le polpette fino a quando non sono dorate su tutti i lati.

Per la salsa, mescola lo yogurt con il succo di limone, la menta, sale e pepe.

Punto Saliente Nutrizionale: I ceci sono una ricca fonte di proteine vegetali e fibre. Le spezie come curry, cumino e coriandolo offrono benefici antinfiammatori oltre a un ricco profilo aromatico.

Tempo di Preparazione: 30 minuti

Queste polpette di ceci al curry sono una deliziosa alternativa vegetale, perfette per essere gustate da sole o come parte di un pasto più ricco. La salsa di yogurt aggiunge un piacevole contrasto fresco e cremoso.

<u>9.Salmone al Forno con Asparagi e Patate Dolci</u>

Un pasto equilibrato e delizioso, questo piatto combina i grassi sani del salmone con la bontà nutrizionale degli asparagi e delle patate dolci.

Ingredienti:

2 filetti di salmone

1 mazzo di asparagi, estremità legnose rimosse

2 patate dolci medie, tagliate a cubetti

2 cucchiai di olio extravergine d'oliva

1 limone, succo e scorza grattugiata

1 cucchiaino di aglio in polvere

Sale e pepe nero, a gusto

Erbe fresche (come aneto o prezzemolo), per guarnire

Istruzioni:

Pre-riscalda il forno a 200°C.

Disponi i filetti di salmone, gli asparagi e le patate dolci su una teglia foderata di carta forno.

Condisci il salmone e le verdure con olio d'oliva, succo di limone, aglio in polvere, sale e pepe.

Inforna e cuoci per circa 20 minuti, o fino a quando il salmone è cotto e le verdure sono tenere.

Guarnisci con scorza di limone grattugiata ed erbe fresche prima di servire.

Punto Saliente Nutrizionale: Il salmone è una fantastica fonte di acidi grassi Omega-3, che hanno forti proprietà antinfiammatorie. Gli asparagi e le patate dolci sono ricchi di vitamine, minerali e fibre.

Tempo di Preparazione: 30 minuti

Questo piatto non solo è semplice da preparare, ma offre anche un'eccellente combinazione di nutrienti essenziali, rendendolo un pasto ideale per chi cerca un'opzione gustosa e salutare.

10.Risotto ai Funghi e Spinaci

Questo risotto cremoso e saporito è ricco di ingredienti antinfiammatori, perfetto per un confortante pasto serale.

Ingredienti:

1 tazza di riso Arborio

1 cipolla piccola, tritata

2 spicchi d'aglio, tritati

2 tazze di funghi misti, affettati (come champignon, porcini, shiitake)

2 tazze di spinaci freschi

4 tazze di brodo vegetale

1/2 tazza di vino bianco (opzionale)

2 cucchiai di olio extravergine d'oliva

1/4 tazza di parmigiano grattugiato

Sale e pepe nero, a gusto

Prezzemolo fresco, per guarnire

Istruzioni:

In una padella grande, riscalda l'olio d'oliva e soffriggi la cipolla e l'aglio fino a quando non diventano traslucidi.

Aggiungi i funghi e cuoci fino a quando non sono dorati.

Incorpora il riso e fallo tostare per un paio di minuti.

Versa il vino bianco e lascialo evaporare.

Aggiungi gradualmente il brodo vegetale, un mestolo alla volta, aspettando che il liquido sia assorbito prima di aggiungerne dell'altro.

A metà cottura, aggiungi gli spinaci e continua a cuocere fino a quando il riso è al dente.

Togli dal fuoco, aggiungi il parmigiano, sale e pepe.

Servi caldo, guarnito con prezzemolo fresco.

Punto Saliente Nutrizionale: I funghi sono noti per le loro proprietà antiossidanti e antinfiammatorie, mentre gli spinaci aggiungono una buona dose di ferro e vitamine.

Tempo di Preparazione: Circa 40 minuti

Questo risotto ai funghi e spinaci non è solo un piacere per il palato, ma è anche una scelta eccellente per chi cerca un pasto sano e raffinato.

11.Pollo Marinato allo Yogurt e Spezie con Couscous di Cavolfiore

Un piatto aromatico e salutare, che unisce le proprietà antinfiammatorie delle spezie a un accompagnamento leggero e nutriente.

Ingredienti:

2 petti di pollo, tagliati a strisce

1 tazza di yogurt greco naturale

1 cucchiaino di curcuma in polvere

1/2 cucchiaino di cumino in polvere

1/2 cucchiaino di coriandolo in polvere

1/2 cucchiaino di paprika

Succo di 1 limone

1 testa di cavolfiore, grattugiata o frullata fino a ottenere una consistenza simile al couscous

1 cucchiaio di olio extravergine d'oliva

Sale e pepe nero, a gusto

Coriandolo fresco o prezzemolo, per guarnire

Istruzioni:

In una ciotola, mescola lo yogurt con curcuma, cumino, coriandolo, paprika, succo di limone, sale e pepe. Aggiungi il pollo e lascia marinare per almeno 30 minuti in frigorifero.

Pre-riscalda il forno a 200°C e disponi il pollo su una teglia foderata di carta forno. Cuoci per 20-25 minuti o fino a cottura completa.

Nel frattempo, riscalda l'olio in una padella e salta il cavolfiore grattugiato per 5-8 minuti, finché non diventa tenero. Condisci con sale e pepe.

Servi il pollo sopra il couscous di cavolfiore, guarnendo con coriandolo o prezzemolo fresco.

Punto Saliente Nutrizionale: La curcuma e le altre spezie utilizzate nella marinatura hanno forti proprietà antinfiammatorie. Il cavolfiore è una fonte eccellente di vitamine C e K, oltre a fornire una buona dose di fibre.

Tempo di Preparazione: Circa 1 ora (inclusa la marinatura)

Questo piatto non solo è delizioso e aromatico ma è anche una scelta eccellente per chi cerca un pasto sano e ricco di sapori.

12.Zuppa di Lenticchie e Curcuma

Una zuppa nutriente e riscaldata, ideale per un pranzo o una cena leggera, ricca di ingredienti che combattono l'infiammazione.

Ingredienti:

1 tazza di lenticchie rosse, sciacquate e scolate

1 cipolla grande, tritata

2 carote, tagliate a cubetti

2 spicchi d'aglio, tritati

1 cucchiaino di curcuma in polvere

1/2 cucchiaino di cumino in polvere

1/2 cucchiaino di coriandolo in polvere

1/4 cucchiaino di pepe di Cayenna (opzionale)

4 tazze di brodo vegetale

1 lattina di pomodori pelati, tritati

2 cucchiai di olio extravergine d'oliva

Sale e pepe nero, a gusto

Succo di 1 limone

Coriandolo fresco o prezzemolo, per guarnire

Istruzioni:

In una pentola grande, riscalda l'olio e soffriggi la cipolla e l'aglio fino a quando non diventano traslucidi.

Aggiungi le carote, le lenticchie, la curcuma, il cumino, il coriandolo e il pepe di Cayenna. Mescola bene.

Versa il brodo vegetale e i pomodori tritati. Porta a ebollizione.

Riduci il fuoco e lascia sobbollire per circa 25-30 minuti, o fino a quando le lenticchie sono tenere.

Aggiungi il succo di limone e aggiusta di sale e pepe.

Servi la zuppa calda, guarnita con coriandolo o prezzemolo fresco.

Punto Saliente Nutrizionale: Le lenticchie sono una fonte eccellente di proteine vegetali e fibre. La curcuma è notoriamente conosciuta per le sue proprietà antinfiammatorie e antiossidanti.

Tempo di Preparazione: Circa 45 minuti

Questa zuppa di lenticchie e curcuma è non solo riscaldante e confortante, ma anche un piatto potente per supportare una dieta antinfiammatoria.

13.Hummus di Ceci e Barbabietola

Un colorato e saporito hummus, arricchito con la dolcezza naturale della barbabietola e la nutrizione dei ceci.

Ingredienti:

1 lattina di ceci, sciacquati e scolati

1 barbabietola media, cotta e tagliata a cubetti

2 spicchi d'aglio, tritati

2 cucchiai di tahini (pasta di semi di sesamo)

2 cucchiai di olio extravergine d'oliva

Succo di 1 limone

1/2 cucchiaino di cumino in polvere

Sale e pepe nero, a gusto

Acqua, se necessario per raggiungere la consistenza desiderata

Semi di sesamo o papavero per guarnire

Istruzioni:

In un frullatore o robot da cucina, unisci i ceci, la barbabietola, l'aglio, il tahini, l'olio d'oliva, il succo di limone e il cumino.

Frulla fino a ottenere una consistenza liscia e cremosa. Aggiungi acqua, se necessario, per raggiungere la consistenza desiderata.

Condisci con sale e pepe a gusto.

Trasferisci l'hummus in una ciotola e guarnisci con semi di sesamo o papavero.

Punto Saliente Nutrizionale: I ceci forniscono proteine e fibre, mentre la barbabietola è una fonte ricca di antiossidanti e vitamine. Il tahini aggiunge grassi salutari e calcio.

Tempo di Preparazione: 15 minuti

Questo hummus di ceci e barbabietola è perfetto come spuntino sano o come parte di un antipasto, offrendo un'esplosione di sapore e colore.

14.Bruschette con Pomodorini, Avocado e Basilico

Uno spuntino leggero o un antipasto delizioso, queste bruschette combinano sapori freschi e sono perfette per un pasto estivo o come complemento a una cena.

Ingredienti:

1 baguette integrale, tagliata in fette

2 avocado maturi, schiacciati

1 tazza di pomodorini, tagliati a metà

1/2 cipolla rossa, tritata finemente

2 cucchiai di olio extravergine d'oliva

Succo di 1 limone

Sale e pepe nero, a gusto

Foglie di basilico fresco, per guarnire

Istruzioni:

Pre-riscalda il forno a 180°C. Disponi le fette di baguette su una teglia e spennella leggermente con olio d'oliva. Tosta in forno fino a doratura, circa 5-10 minuti.

In una ciotola, mescola l'avocado schiacciato con il succo di limone, sale e pepe.

In un'altra ciotola, unisci i pomodorini con la cipolla rossa, un filo d'olio, sale e pepe.

Spalma l'avocado schiacciato sulle fette di baguette tostate.

Top con il mix di pomodorini e cipolla.

Guarnisci con foglie di basilico fresco prima di servire.

Punto Saliente Nutrizionale: L'avocado è una fonte eccellente di grassi salutari e fibre. I pomodorini sono ricchi di antiossidanti e vitamina C, mentre il basilico aggiunge non solo sapore ma anche proprietà antinfiammatorie.

Tempo di Preparazione: Circa 20 minuti

Queste bruschette offrono una combinazione perfetta di semplicità, gusto e benefici per la salute. Sono ideali per una cena leggera o come sfizioso antipasto.

15.Insalata di Orzo con Pomodori Secchi e Rucola

Un'insalata ricca e saporita, l'ideale per un pranzo nutriente o come contorno per una cena.

Ingredienti:

1 tazza di orzo, cotto secondo le istruzioni sulla confezione

1/2 tazza di pomodori secchi, tritati

2 tazze di rucola fresca

1/4 tazza di pinoli tostati

1/4 tazza di formaggio feta sbriciolato

2 cucchiai di olio extravergine d'oliva

Succo di 1 limone

1 spicchio d'aglio, tritato finemente

Sale e pepe nero, a gusto

Istruzioni:

In una grande ciotola, mescola l'orzo cotto con i pomodori secchi, la rucola, i pinoli e il formaggio feta.

In una piccola ciotola, sbatti insieme l'olio d'oliva, il succo di limone, l'aglio, il sale e il pepe.

Versa il condimento sull'insalata e mescola bene.

Lascia riposare l'insalata per qualche minuto prima di servire per permettere ai sapori di amalgamarsi.

Punto Saliente Nutrizionale: L'orzo è una buona fonte di fibre e carboidrati complessi. I pomodori secchi sono ricchi di antiossidanti e il formaggio feta aggiunge un tocco di sapore e calcio.

Tempo di Preparazione: 30 minuti

Questa insalata di orzo è perfetta per chi cerca un pasto sano ma soddisfacente, con una ricca varietà di sapori e texture.

16.Wrap di Pollo e Verdure con Salsa Tahini

Un pasto pratico e gustoso, questi wrap sono perfetti per un pranzo veloce o una cena leggera.

Ingredienti:

2 petti di pollo, cotti e tagliati a strisce

2 carote, tagliate a julienne

1 cetriolo, tagliato a julienne

1 peperone rosso, tagliato a strisce

Foglie di lattuga o cavolo per i wrap

1/4 tazza di salsa tahini

1 cucchiaio di succo di limone

1 spicchio d'aglio, tritato finemente

Sale e pepe nero, a gusto

Semi di sesamo, per guarnire

Istruzioni:

Prepara la salsa tahini mescolando il tahini, il succo di limone, l'aglio, il sale e il pepe in una ciotola. Aggiungi acqua per raggiungere la consistenza desiderata.

Disponi le foglie di lattuga su un piatto. Al centro di ogni foglia, metti una porzione di pollo, carote, cetriolo e peperone.

Cospargi ciascun wrap con la salsa tahini e guarnisci con semi di sesamo.

Avvolgi le foglie di lattuga attorno al ripieno per formare i wrap.

Punto Saliente Nutrizionale: Il pollo è una buona fonte di proteine magre. Le verdure fresche forniscono fibre e vitamine essenziali, mentre il tahini aggiunge grassi salutari e un tocco di calcio.

Tempo di Preparazione: 20 minuti

Questi wrap di pollo e verdure sono un modo delizioso e salutare per godere di un pasto ricco di nutrienti, con il vantaggio aggiuntivo di essere facilmente personalizzabili in base ai tuoi gusti.

17.Bistecca di Manzo con Salsa Chimichurri e Verdure Grigliate

Un pasto ricco di sapori, perfetto per una cena speciale o per chi cerca un piatto sostanzioso ma salutare.

Ingredienti:

2 bistecche di manzo (preferibilmente tagli magri come filetto o controfiletto)

1 zucchina, tagliata a fette lunghe

1 melanzana, tagliata a fette

1 peperone rosso, tagliato a strisce

Olio extravergine d'oliva

Sale e pepe nero, a gusto

Per la Salsa Chimichurri:

1 mazzetto di prezzemolo fresco, tritato

1 mazzetto di coriandolo fresco, tritato

3 spicchi d'aglio, tritati

1/2 cucchiaino di peperoncino in fiocchi

1/2 tazza di olio extravergine d'oliva

2 cucchiai di aceto di vino rosso

Sale, a gusto

Istruzioni:

Per la salsa chimichurri, mescola insieme prezzemolo, coriandolo, aglio, peperoncino, olio d'oliva, aceto di vino rosso e sale in una ciotola. Metti da parte.

Pre-riscalda una griglia o una padella grill. Condisci le bistecche con sale e pepe e cuocile alla griglia secondo la tua preferenza di cottura.

Nello stesso tempo, griglia le verdure dopo averle leggermente spennellate con olio d'oliva e condite con sale e pepe.

Servi le bistecche con le verdure grigliate e un cucchiaio abbondante di salsa chimichurri.

Punto Saliente Nutrizionale: La bistecca di manzo è una ricca fonte di proteine e ferro. La salsa chimichurri aggiunge un tocco di sapore senza l'aggiunta di grassi saturi, mentre le verdure grigliate forniscono fibre e antiossidanti.

Tempo di Preparazione: Circa 30 minuti

Questa bistecca di manzo con salsa chimichurri e verdure grigliate è l'ideale per chi cerca un pasto gustoso che non comprometta gli obiettivi di salute e benessere.

18.Insalata di Cetrioli, Feta e Menta

Un'insalata fresca e croccante, perfetta per un pranzo estivo o come contorno rinfrescante.

Ingredienti:

2 cetrioli grandi, tagliati a fettine sottili

1/2 tazza di feta sbriciolata

1/4 tazza di menta fresca, tritata

2 cucchiai di olio extravergine d'oliva

Succo di 1 limone

1 spicchio d'aglio, tritato finemente

Sale e pepe nero, a gusto

Istruzioni:

In una ciotola grande, combina i cetrioli, la feta e la menta.

In una piccola ciotola, sbatti insieme l'olio d'oliva, il succo di limone, l'aglio, il sale e il pepe.

Versa il condimento sull'insalata e mescola delicatamente.

Lascia riposare l'insalata per qualche minuto prima di servire per permettere ai sapori di amalgamarsi.

Punto Saliente Nutrizionale: I cetrioli sono idratanti e ricchi di vitamine. La feta aggiunge un tocco di sapore e calcio, mentre la menta fornisce un aroma rinfrescante e ha proprietà digestive.

Tempo di Preparazione: 15 minuti

Questa insalata di cetrioli, feta e menta è un'opzione leggera e gustosa, ideale per chi cerca un pasto semplice ma ricco di sapori freschi e naturali.

19.Penne Integrali con Pesto di Rucola e Noci

Un piatto di pasta sano e saporito, perfetto per un pranzo o una cena nutriente.

Ingredienti:

2 tazze di penne integrali

2 tazze di rucola fresca

1/2 tazza di noci, tostate

1/4 tazza di parmigiano grattugiato

2 spicchi d'aglio

1/2 tazza di olio extravergine d'oliva

Succo di 1/2 limone

Sale e pepe nero, a gusto

Istruzioni:

Cuoci le penne integrali secondo le istruzioni sulla confezione fino a cottura al dente.

Nel frattempo, nel frullatore o robot da cucina, unisci la rucola, le noci, il parmigiano, l'aglio, il succo di limone e un pizzico di sale e pepe. Frulla fino a ottenere una consistenza omogenea.

Aggiungi lentamente l'olio d'oliva mentre il frullatore è in funzione, fino a quando il pesto non raggiunge la consistenza desiderata.

Scola la pasta, riservando un po' d'acqua di cottura.

Mescola il pesto con la pasta cotta, aggiungendo un po' d'acqua di cottura per rendere il tutto più cremoso.

Servi caldo, con una spolverata extra di parmigiano se desiderato.

Punto Saliente Nutrizionale: La pasta integrale fornisce carboidrati complessi e fibre. La rucola è ricca di antiossidanti e le noci offrono grassi salutari e proteine vegetali.

Tempo di Preparazione: Circa 30 minuti

Questo piatto di penne integrali con pesto di rucola e noci è un modo eccellente per godere di un pasto gustoso che è allo stesso tempo salutare e nutriente.

20.Spaghetti Integrali con Salsa di Pomodoro e Olive

Un classico piatto di pasta rivisitato per massimizzare i benefici antinfiammatori senza sacrificare il sapore.

Ingredienti:

2 tazze di spaghetti integrali

1 lattina di pomodori pelati, tritati

1 cipolla media, tritata

2 spicchi d'aglio, tritati

1/2 tazza di olive nere, denocciolate e tritate

1 cucchiaino di origano secco

1 cucchiaino di basilico secco

2 cucchiai di olio extravergine d'oliva

Sale e pepe nero, a gusto

Peperoncino rosso tritato, a gusto (opzionale)

Parmigiano grattugiato per servire (opzionale)

Istruzioni:

Cuoci gli spaghetti integrali secondo le istruzioni sulla confezione fino a cottura al dente.

Nel frattempo, in una padella grande, riscalda l'olio d'oliva e soffriggi la cipolla e l'aglio fino a quando non diventano traslucidi.

Aggiungi i pomodori pelati, le olive, l'origano, il basilico, il peperoncino (se usato), sale e pepe. Lascia cuocere a fuoco medio-basso per circa 15-20 minuti, fino a quando la salsa si addensa.

Scola la pasta, riservando un po' d'acqua di cottura.

Aggiungi la pasta cotta alla salsa di pomodoro e mescola bene, aggiungendo un po' d'acqua di cottura per rendere il tutto più omogeneo.

Servi caldo, con una spolverata di parmigiano grattugiato se desiderato.

Punto Saliente Nutrizionale: Gli spaghetti integrali offrono una fonte sana di carboidrati complessi e fibre. I pomodori sono ricchi di licopene, un potente antiossidante, mentre le olive forniscono grassi sani.

Tempo di Preparazione: Circa 30-35 minuti

Questo piatto di spaghetti integrali con salsa di pomodoro e olive è un ottimo modo per godere di un classico della cucina italiana in chiave più salutare.

21.Fusilli Integrali con Pesto di Spinaci e Mandorle

Una pasta fresca e ricca di nutrienti, ideale per un pranzo o una cena leggera ma soddisfacente.

Ingredienti:

2 tazze di fusilli integrali

2 tazze di spinaci freschi

1/2 tazza di mandorle tostate

1/4 tazza di parmigiano grattugiato

2 spicchi d'aglio

1/2 tazza di olio extravergine d'oliva

Succo di 1 limone

Sale e pepe nero, a gusto

Istruzioni:

Cuoci i fusilli integrali secondo le istruzioni sulla confezione fino a cottura al dente.

Nel frattempo, nel frullatore o robot da cucina, unisci gli spinaci, le mandorle, il parmigiano, l'aglio, il succo di limone e un pizzico di sale e pepe. Frulla fino a ottenere una consistenza omogenea.

Aggiungi lentamente l'olio d'oliva mentre il frullatore è in funzione, fino a quando il pesto non raggiunge la consistenza desiderata.

Scola la pasta, riservando un po' d'acqua di cottura.

Mescola il pesto con la pasta cotta, aggiungendo un po' d'acqua di cottura per rendere il tutto più cremoso.

Servi caldo, con una spolverata extra di parmigiano se desiderato.

Punto Saliente Nutrizionale: I fusilli integrali forniscono un'ottima fonte di fibre. Gli spinaci sono ricchi di ferro e antiossidanti, mentre le mandorle aggiungono proteine vegetali e grassi salutari.

Tempo di Preparazione: Circa 30 minuti

Questo piatto di fusilli integrali con pesto di spinaci e mandorle è una scelta perfetta per chi cerca un pasto sano e gustoso che sia allo stesso tempo facile e veloce da preparare.

22.Riso Integrale con Verdure al Curry e Cocco

Un piatto aromatico e ricco di sapori, ideale per un pranzo o una cena salutare.

Ingredienti:

1 tazza di riso integrale

2 tazze di brodo vegetale o di pollo

1 cipolla media, tritata

1 carota, tagliata a cubetti

1 zucchina, tagliata a cubetti

1/2 tazza di piselli surgelati

1 lattina di latte di cocco

1 cucchiaio di pasta di curry (rosso o verde a seconda del gusto)

1 cucchiaino di curcuma in polvere

Olio extravergine d'oliva

Sale e pepe nero, a gusto

Coriandolo fresco o prezzemolo, per guarnire

Istruzioni:

Cuoci il riso integrale nel brodo vegetale secondo le istruzioni sulla confezione.

Nel frattempo, in una padella grande, riscalda un po' d'olio e soffriggi la cipolla fino a quando non diventa traslucida.

Aggiungi la carota e la zucchina, e cuoci fino a quando iniziano a diventare teneri.

Incorpora la pasta di curry e la curcuma, mescolando bene per un paio di minuti.

Versa il latte di cocco e aggiungi i piselli. Lascia sobbollire il tutto a fuoco lento fino a quando le verdure sono completamente cotte.

Una volta cotto, aggiungi il riso integrale alla padella con le verdure, mescolando bene per amalgamare i sapori.

Condisci con sale e pepe a gusto.

Servi caldo, guarnendo con coriandolo fresco o prezzemolo.

Punto Saliente Nutrizionale: Il riso integrale è una buona fonte di fibre e carboidrati complessi. Le verdure offrono vitamine e minerali essenziali, mentre il latte di cocco fornisce grassi sani e la curcuma aggiunge benefici antinfiammatori.

Tempo di Preparazione: Circa 45 minuti

Questo piatto di riso integrale con verdure al curry e cocco è l'ideale per chi cerca un pasto ricco di sapori esotici e al tempo stesso nutriente e salutare.

23.Bowl di Avena, Bacche e Semi di Chia

Una colazione nutriente e gustosa, perfetta per apportare energia sostenuta e benefici antinfiammatori.

Ingredienti:

1/2 tazza di fiocchi di avena integrali

1 tazza di latte di mandorla o altro latte vegetale

1 cucchiaio di semi di chia

1 cucchiaio di miele o sciroppo d'acero (opzionale)

1/2 cucchiaino di cannella in polvere

1 tazza di bacche miste (come fragole, mirtilli, lamponi)

1 manciata di noci o mandorle tritate (opzionale)

Istruzioni:

In una ciotola, mescola i fiocchi di avena con il latte di mandorla, i semi di chia, il miele (se usato) e la cannella.

Lascia riposare l'avena in frigorifero per tutta la notte, in modo che i fiocchi si ammorbidiscano e i semi di chia si espandano.

Al mattino, aggiungi le bacche miste all'avena.

Guarnisci con noci o mandorle tritate per aggiungere croccantezza.

Punto Saliente Nutrizionale: L'avena è una fonte eccellente di fibre e aiuta a mantenere stabili i livelli di zucchero nel sangue. I semi di chia sono ricchi di Omega-3, mentre le bacche offrono antiossidanti naturali e vitamine.

Tempo di Preparazione: 10 minuti (più il tempo di riposo durante la notte)

Questa bowl di avena è una colazione ideale per chi cerca un inizio di giornata salutare, ricco di ingredienti che supportano la riduzione dell'infiammazione.

24.Frittata di Spinaci e Pomodorini con Curcuma

Una colazione proteica e ricca di nutrienti, ideale per chi cerca un pasto sostanzioso ma salutare al mattino.

Ingredienti:

4 uova grandi

1 tazza di spinaci freschi, tritati

1/2 tazza di pomodorini, tagliati a metà

1/4 di cipolla, tritata finemente

1/2 cucchiaino di curcuma in polvere

Sale e pepe nero, a gusto

1 cucchiaio di olio extravergine d'oliva

Parmigiano grattugiato o feta sbriciolata per guarnire (opzionale)

Istruzioni:

In una ciotola, sbatti le uova con la curcuma, il sale e il pepe.

Riscalda l'olio in una padella antiaderente a fuoco medio. Soffriggi la cipolla fino a che non diventa traslucida.

Aggiungi gli spinaci e cuoci fino a che non appassiscono.

Versa le uova sbattute nella padella, distribuendo uniformemente gli spinaci e i pomodorini.

Cuoci la frittata fino a che l'uovo non è completamente rappreso, girandola una volta se necessario.

Guarnisci con parmigiano o feta prima di servire.

Punto Saliente Nutrizionale: Le uova sono una fonte eccellente di proteine. Gli spinaci apportano ferro e vitamine, mentre la curcuma è nota per le sue proprietà antinfiammatorie.

Tempo di Preparazione: Circa 15-20 minuti

Questa frittata di spinaci e pomodorini con curcuma è un'ottima scelta per una colazione salutare che fornisce energia e nutrienti essenziali per
iniziare la giornata.

<u>**25.Pancake di Farina d'Avena e Banana con Salsa di Mirtilli**</u>

Una colazione dolce ma salutare, ricca di ingredienti antinfiammatori.

Ingredienti:

1 tazza di farina d'avena

1 banana matura, schiacciata

2 uova

1/2 tazza di latte di mandorla (o altro latte a scelta)

1 cucchiaino di lievito in polvere

1 cucchiaino di cannella in polvere

Olio di cocco o olio vegetale per la cottura

Per la Salsa di Mirtilli:

1 tazza di mirtilli freschi o congelati

1 cucchiaio di miele o sciroppo d'acero

Succo di 1/2 limone

Istruzioni:

In una ciotola, mescola la farina d'avena, la banana schiacciata, le uova, il latte di mandorla, il lievito e la cannella fino a ottenere un impasto omogeneo.

Riscalda un po' d'olio in una padella antiaderente a fuoco medio. Versa una piccola quantità di impasto per ogni pancake. Cuoci fino a quando non si formano bolle sulla superficie, poi girali e cuoci dall'altro lato.

Per la salsa di mirtilli, cuoci i mirtilli, il miele e il succo di limone in un pentolino a fuoco medio-basso fino a quando i mirtilli non si rompono e la salsa si addensa leggermente.

Servi i pancake caldi con la salsa di mirtilli sopra.

Punto Saliente Nutrizionale: I pancake di farina d'avena sono una fonte di carboidrati complessi e fibre. I mirtilli sono ricchi di antiossidanti, mentre la banana fornisce potassio e dolcezza naturale.

Tempo di Preparazione: Circa 20-25 minuti

Questi pancake di farina d'avena e banana con salsa di mirtilli offrono un equilibrio perfetto tra dolcezza e nutrizione, ideali per una colazione che sazia e dà energia senza appesantire.

26.Smoothie Antinfiammatorio all'Ananas e Zenzero

Una bevanda rinfrescante e rigenerante, perfetta per combattere l'infiammazione e dare una carica di energia.

Ingredienti:

1 tazza di ananas fresco o congelato, tagliato a pezzi

1 piccolo pezzo di radice di zenzero fresco, pelato e tritato

1/2 banana matura

1 tazza di latte di cocco o mandorla (o altro latte a scelta)

1 cucchiaino di curcuma in polvere

1 pizzico di pepe nero (per aumentare l'assorbimento della curcuma)

Miele o sciroppo d'acero, a gusto (opzionale)

Istruzioni:

Metti tutti gli ingredienti nel frullatore.

Frulla a velocità alta fino a ottenere una consistenza liscia e omogenea.

Se lo smoothie è troppo spesso, aggiungi un po' d'acqua o latte aggiuntivo per raggiungere la consistenza desiderata.

Assaggia e aggiungi miele o sciroppo d'acero se desideri una maggiore dolcezza.

Servi immediatamente.

Punto Saliente Nutrizionale: Lo zenzero e la curcuma sono noti per le loro potenti proprietà antinfiammatorie. L'ananas è ricco di vitamina C e manganese, mentre la banana fornisce energia naturale e potassio.

Tempo di Preparazione: 5 minuti

Questo smoothie all'ananas e zenzero è non solo delizioso ma anche un potente alleato nella tua dieta antinfiammatoria, perfetto per una pausa rinfrescante in qualsiasi momento della giornata.

27.Smoothie Verde Antinfiammatorio

Questo smoothie è una miscela rinfrescante e rivitalizzante di ingredienti antinfiammatori, ideale per iniziare la giornata o come spuntino dopo l'allenamento.

Ingredienti:

1 tazza di latte di mandorla (o altro latte vegetale)

1 banana matura

1 tazza di spinaci freschi o cavolo riccio (kale)

1/2 tazza di ananas o mango (fresco o congelato)

1 piccolo pezzo di radice di zenzero fresco, pelato

1 cucchiaio di semi di lino o chia

1 cucchiaino di curcuma in polvere

Un pizzico di pepe nero (per aumentare l'assorbimento della curcuma)

Opzionale: 1 cucchiaino di miele o sciroppo d'acero per dolcificare

Istruzioni:

Metti tutti gli ingredienti nel frullatore.

Frulla a velocità alta fino a ottenere una consistenza liscia e omogenea.

Se lo smoothie è troppo spesso, aggiungi un po' d'acqua per raggiungere la consistenza desiderata.

Servi immediatamente.

Punto Saliente Nutrizionale: Lo zenzero e la curcuma sono noti per le loro potenti proprietà antinfiammatorie. Gli spinaci e il cavolo riccio sono ricchi di antiossidanti, mentre i semi di lino forniscono acidi grassi Omega-3.

Tempo di Preparazione: 5 minuti

Questo smoothie verde non solo offre un colpo di energia naturale ma aiuta anche a combattere l'infiammazione grazie agli ingredienti ricchi di nutrienti. È perfetto per chi cerca un'opzione veloce, deliziosa e piena di benefici per la salute.

28.Tè Verde Freddo con Limone e Menta

Una bevanda dissetante e benefica, perfetta per idratarsi e approfittare delle proprietà antinfiammatorie del tè verde.

Ingredienti:

4 bustine di tè verde

4 tazze di acqua bollente

Succo di 1 limone

1 cucchiaio di miele (opzionale)

Foglie di menta fresca

Fette di limone e rametti di menta per guarnire

Ghiaccio

Istruzioni:

Metti le bustine di tè verde in una caraffa e versa l'acqua bollente sopra. Lascia in infusione per circa 3-5 minuti.

Rimuovi le bustine di tè e lascia raffreddare il tè a temperatura ambiente.

Aggiungi il succo di limone e il miele (se usato) al tè raffreddato. Mescola bene fino a sciogliere completamente il miele.

Aggiungi foglie di menta fresca e lascia in frigorifero per almeno 1 ora per raffreddare completamente.

Servi il tè verde freddo con abbondante ghiaccio, guarnendo con fette di limone e rametti di menta.

Punto Saliente Nutrizionale: Il tè verde è noto per le sue proprietà antiossidanti e antinfiammatorie. Il limone aggiunge vitamina C e un tocco di freschezza, mentre la menta può aiutare nella digestione.

Tempo di Preparazione: Circa 1 ora e 10 minuti (incluso il tempo di raffreddamento)

Questa bevanda di tè verde freddo con limone e menta è non solo rinfrescante e dissetante, ma offre anche benefici antinfiammatori naturali, rendendola perfetta per una giornata calda o dopo l'esercizio fisico.

29.Latte Dorato al Curcuma e Zenzero

Una bevanda calda e confortante, conosciuta per le sue proprietà antinfiammatorie e rilassanti.

Ingredienti:

2 tazze di latte di mandorla (o un altro latte vegetale a scelta)

1 cucchiaino di curcuma in polvere

1 piccolo pezzo di radice di zenzero fresco, pelato e grattugiato (o 1/2 cucchiaino di zenzero in polvere)

1/2 cucchiaino di cannella in polvere

Un pizzico di pepe nero macinato (aumenta l'assorbimento della curcuma)

1 cucchiaio di miele o sciroppo d'acero, per dolcificare (opzionale)

Un pizzico di cardamomo in polvere (opzionale)

Istruzioni:

In una piccola pentola, mescola il latte di mandorla, la curcuma, lo zenzero, la cannella, il pepe nero e il cardamomo, se usato.

Riscalda la miscela a fuoco medio, mescolando continuamente. Assicurati che non raggiunga l'ebollizione.

Una volta che il latte è caldo, rimuovi dal fuoco e dolcifica con miele o sciroppo d'acero, se desiderato.

Versa il latte dorato in tazze attraverso un colino fine per rimuovere i pezzi di zenzero.

Servi caldo, magari con una spolverata aggiuntiva di cannella.

Punto Saliente Nutrizionale: La curcuma è rinomata per le sue proprietà antinfiammatorie e antiossidanti. Lo zenzero aggiunge benefici digestivi e una nota piccante, mentre la cannella porta un tocco dolce e speziato.

Tempo di Preparazione: Circa 10 minuti

Il latte dorato al curcuma e zenzero è una bevanda confortante e salutare, ideale per rilassarsi alla fine della giornata o come rimedio naturale per ridurre l'infiammazione.

30.Acqua Infusa con Limone, Cetriolo e Menta

Una bevanda dissetante e piena di nutrienti, perfetta per idratarsi e beneficiare di un effetto antinfiammatorio naturale.

Ingredienti:

1 litro di acqua

1 limone, tagliato a fette sottili

1/2 cetriolo, tagliato a fette sottili

10 foglie di menta fresca

Ghiaccio (opzionale)

Istruzioni:

In una grande caraffa, metti le fette di limone, cetriolo e le foglie di menta.

Aggiungi l'acqua e mescola delicatamente per combinare gli ingredienti.

Lascia riposare in frigorifero per almeno 1 ora o per tutta la notte per permettere ai sapori di infondere nell'acqua.

Servi l'acqua infusa con ghiaccio, se desiderato, e guarnisci con ulteriori fette di limone, cetriolo o menta fresca.

Punto Saliente Nutrizionale: L'acqua infusa con limone e cetriolo è un modo eccellente per idratarsi. Il limone fornisce vitamina C e può aiutare nella digestione, mentre il cetriolo è idratante e rinfrescante. La menta aggiunge un tocco aromatico e può favorire una buona digestione.

Tempo di Preparazione: 5 minuti (più il tempo di infusione)

Questa acqua infusa è l'ideale per chi cerca una bevanda semplice e naturale per rimanere idratati e godere dei benefici antinfiammatori di ingredienti freschi.

"In ogni piatto che preparate, c'è l'opportunità di nutrire non solo il corpo, ma anche lo spirito. Queste ricette sono più di semplici pasti; sono un passo verso una vita di forza, vitalità e armonia. Che il vostro viaggio attraverso i sapori e la nutrizione sia tanto gioioso quanto trasformativo."

Se pensi che questo libro ti sia piaciuto
e ti abbia aiutato ti chiedo solo di dedi-
care pochi secondi a lasciare una breve
recensione su amazon.it

Grazie

Daniele Bellini